安徽省高等学校“十二五”省级规划教材

高职高专药学类专业实训教材

医药数理统计技能实训(案例版)

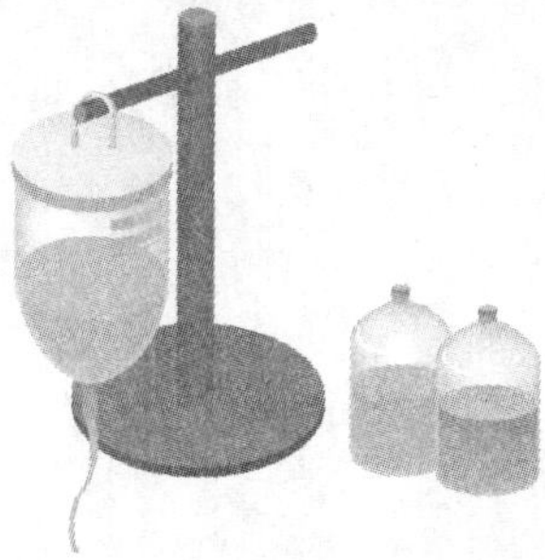

主　编　王万荣　高美华

副主编　李济平　吴道华

编　者(以姓氏笔画为序)

王万荣(安徽医学高等专科学校)

朱海燕(安徽医学高等专科学校)

吴道华(安徽中医药高等专科学校)

李济平(安庆医药高等专科学校)

杨冬梅(安徽医学高等专科学校)

周建庆(安徽医学高等专科学校)

姚　霖(安徽省第二人民医院)

高美华(合肥立方制药股份有限公司)

东南大学出版社

SOUTHEAST UNIVERSITY PRESS

·南京·

图书在版编目(CIP)数据

医药数理统计技能实训(案例版) / 王万荣，高美华主编. 一南京：东南大学出版社，2016.10

ISBN 978-7-5641-6765-3

Ⅰ. ①医… Ⅱ. ①王… ②高… Ⅲ. ①医用数学一数理统计一高等职业教育一教材 Ⅳ. ①R311

中国版本图书馆 CIP 数据核字(2016)第 231774 号

医药数理统计技能实训(案例版)

出版发行	东南大学出版社
出 版 人	江建中
社　　址	南京市四牌楼 2 号
邮　　编	210096
经　　销	江苏省新华书店
印　　刷	丹阳兴华印刷厂
开　　本	787 mm×1 092 mm　1/16
印　　张	10
字　　数	250 千字
版　　次	2016 年 10 月第 1 版第 1 次印刷
书　　号	ISBN 978-7-5641-6765-3
定　　价	28.00 元

*** 本社图书若有印装质量问题，请直接与营销部联系，电话：025—83791830。**

前 言

《医药数理统计技能实训》(案例版)是根据教育部制定的最新高等职业院校药学专业标准(2012 版)配合专业平台基础课程《医药数理统计》而编写的一门实训课程,其培养目标是:严谨的治学态度、精细的治学作风、独立的自学能力、基本的创新意识。本教材不但适用于高职高专院校药学专业实训教学,而且可供临床医学、护理、医学相关类专业学习医学统计类课程时选用。

本实训教材以概率论与数理统计理论为基础,突出其在医药领域实际应用,以数据收集、处理、分析与推断作为主线,从计量资料的统计描述、计数资料的统计描述、参数估计、统计图表的制作、均数的假设检验、比率的假设检验、等级资料的比较、线性相关与回归分析、制药生产条件优化设计、医药科研论文撰写指导、医药文献资料评阅与常见错误识别等十二个方面,编写了医药领域具有代表性的与数理统计密切相关且综合性比较强的典型工作任务,作为技能实训案例及实训素材。教学中可结合实际灵活选用。本书也适合参加自考助学者学习《医药数理统计》配套使用。

本实训教材具有以下三个特点:一是突出“校企合作,工学结合”,编写团队由来自高校具有丰富教学经验的高资历教师和来自医院、药企具有一线药品生产研发应用实践经验的专家组成,项目内容经过认真地集体筛选与认定;二是理实一体化,注重实际应用,所选择的项目尽可能贴近药学职业岗位研发、生产、应用实际,是从事药学相关服务工作必须掌握的、基本的职业素养;三是引入现代软件 Excel 与 SPSS,简化数理统计中大量繁琐的数据处理过程,发挥统计工具的高效作用,突出掌握数理统计的思想、应用条件和创新性应用。通过理论联系实际的实训,本书将使学习者在医药卫生领域“认识问题更本质,数据分析更准确,实验设计更合理,调研思路更开阔,论文发表更高档”。

本教材编写分工分别为:实训项目一、三、六、十一、十二由王万荣负责,实训项目四由姚霖负责,实训项目二由李济平负责,实训项目五由吴道华负责,实训项目七由杨冬梅负责,实训项目八由朱海燕负责,实训项目九由周建庆负责,实训项目十由高美华负责。教材编写过程中得到各参编院校及东南大学出版社、安徽省示范性高等职业院校合作委员会医药卫生类专业协作组的大力支持,并广泛参考了相关教材、著作、论著与网络资源,在此一并表示感谢。由于同类应用性实训教材鲜见,加之时间原因和编者水平,教材编写中可能还有一些疏漏之处,敬请广大师生提出宝贵意见。

王万荣

2016 年 6 月

目　录

实训项目一 医药计量资料的统计描述

实训目标

1. 能按照统计工作步骤开展医药数理统计工作。
2. 能正确制作频数表与直方图。
3. 能熟练选用有关指标对医药计量资料进行统计描述。
4. 能够应用计算器完成统计基本处理。
5. 学会利用统计软件完成基本统计分析。

实训内容

1. 统计工作基本步骤。
2. 频数表制作。
3. 集中趋势与离散趋势指标计算。
4. 误差识别与异常值判断。
5. 统计计算器与常用统计软件的使用。

实训指导

一、实训基础

（一）误差分类

医药数理统计工作中的误差主要有三种类型：

(1) 系统误差（又称偏倚）：由于仪器不准确、标准试剂未经校准、评判标准偏高或偏低以及心理因素等原因，可使观察结果呈倾向性的偏大或偏小而造成的误差。可通过标准化、扣除空白值、培训、盲法等方法予以校正。

(2) 随机误差：由于目前尚不能被人所控制的许多作用微小的因素（如气压或气温变化、肌肉抖动、电流波动）而造成测量结果的差异。随机误差虽不可避免、无法消除也无法校正，但服从正态分布规律。人们常用标准方法通过多次重复测定，所求出的算术平均值作为真实值。

(3) 抽样误差：在抽样研究中，即使消除了系统误差和过失误差，样本统计量与总体参数之间以及各样本统计量之间仍会存在差异，这种差异称为抽样误差。就其本质而言，抽样误差属于随机误差。

（二）反映数据分布特征的指标

集中趋势即平均数(average)是描述一组观察值集中位置或平均水平的统计指标。它常作为一组数据的代表值用于分析和进行组间的比较。常用平均数包括算术平均数、几何平均数和中位数。

离散趋势指标又称变异程度指标，它反映各观察值之间参差不齐的程度。频数分布有集中趋势和离散趋势两个重要特征，只有把二者结合起来才能对事物有全面的认识。离散趋势指标有：极差、四分位数间距、方差、标准差和变异系数（又称相对标准误差 RSD），其中最常用的是方差和标准差。

（三）计量资料异常值取舍

在一组平行测定的实验数据中，有时会出现个别过大或过小、远离平均数的测量值，这类数值被称为异常值、极端值、可疑值或逸出值。异常值有两种可能：一种可能是测量值随机波动的极度表现即极值，属于总体的局内值；另一种可能是与其余数据不属于同一总体的异常值，是局外值。局外的极端值应当舍弃，局内的极端值不应当舍弃。对于一组数据中的异常值，不能为了获得精密度高的分析结果，而随意地舍弃。应按统计学方法进行处理，决定其取舍。判断计量资料异常值是否属于局外值，常用 $\overline{x}\pm 3s$ 法、Q 检验法、G 检验法（格拉布斯法）和间距法。

(1) $\overline{x}\pm 3s$ 法

$\overline{x}\pm 3s$ 法适用于正态分布资料，且样本含量较大($n\geqslant 60$)。以 x_j 代表极端值，按正态分布理论，$(x_i-\overline{x})/s$ 的绝对值大于 2 的概率为 1/20，大于 3 的概率仅约为 1/370。按小概率原理，小概率事件在一次测量中实际上是不可能发生的，2 与 3 可认为统计上允许的合理误差范围，而超出此范围的数据则为极端值。因此，可以根据 $\overline{x}-3s\sim\overline{x}+3s$ 范围内是否包括 x_i 作出判断：当 x_i 在 $\overline{x}-3s\sim\overline{x}+3s$ 范围之外时可舍弃，当 x_i 在此范围之内时保留。

(2) Q 检验法

Q 检验法不要求正态分布资料。数据从小到大排列为 $x_1,x_2,x_3,x_4,\cdots,x_n$ 极差 $R=x_n-x_1$，最小值 x_1 或最大值 x_n 为极端值时，计算统计量 Q 的公式分别为

$$Q=\frac{x_2-x_1}{R} \text{ 或 } Q=\frac{x_n-x_{n-1}}{R}$$

若 $Q>1/3$ 或查 Q 临界值表得 $Q_{表}$，则异常值是局外值，应舍弃。$Q_{表}$ 大小取决于测定次数和置信度。

(3) G 检验法

格拉布斯法(Grubbs)适用于正态分布资料。以 x_i 代表极端值,计算包括极端值 x_i 在内的测量值$\bar{x}$与 s,总体均数 μ 及标准差 σ 已知或未知时计算统计量 T 的绝对值公式分别为

$$|T|=\frac{|x_i-\bar{x}|}{s} \text{ 或 } |T|=\frac{|x_i-\mu|}{\sigma}$$

根据第一类错误概率 α,样本含量 n 值,查如表 1-1 所示的格拉布斯 $T_{\alpha,n}$ 界值表,与 T 的绝对值比较。若 $|T| \leqslant$ 界值 $T_{\alpha,n}$,则不能判极端值 x_i 为局外值;若 $|T|>T_{\alpha,n}$,则可判 x_i 为局外值,应舍去。

表 1-1　检验正态分布资料极端值用格拉布斯 $T_{\alpha,n}$ 界值表

μ、σ 未知时						μ、σ 已知时					
n	α=0.05	α=0.01	n	α=0.05	α=0.01	n	α=0.05	α=0.01	n	α=0.05	α=0.01
10	2.18	2.41	20	2.56	2.54	10	2.57	3.06	20	2.80	3.29
12	2.29	2.55	30	2.55	2.87	12	2.63	3.14	30	2.93	3.40
14	2.37	2.66	40	2.87	2.96	14	2.68	3.19	40	3.02	3.48
15	2.41	2.41	50	2.96	3.03	15	2.51	3.21	50	3.08	3.54
16	2.44	2.44	60	3.03	3.21	16	2.53	3.23	60	3.14	3.59
18	2.50	2.50				18	2.57	3.26			

(三) 频数分布及其规律

频数分布就是变量在其取值范围内各组段分布情况。通过实验或临床观察等各种方式得到的原始资料,如果是计量资料并且观察的例数较多,可以对数据进行分组,然后制作频数分布表(简称频数表 frequency table)或绘制直方图,用以显示数据的分布规律。

实际工作中,经常要了解正态曲线下横轴上某一区间的面积占总面积的百分数,或估计该区间的例数占总例数的百分数(频数分布)。正态曲线下一定区间的面积可以通过查标准正态分布曲线下左侧尾部面积表求得。当 μ、σ 未知且样本含量 n 足够大时,可用样本均数$\bar{x}$和标准差 s 分别代替 μ 和 σ,按 $u=\frac{(x-\bar{x})}{s}$ 式求得 u 值,再查表。应用 Excel 软件,快速获得正态分布曲线下左侧累积面积 P 和分界点 x 值:

①区间$(-\infty,x)$的面积 P=NORMDIST(x,均数,标准差,TRUE)。

②区间$(-\infty,x)$的面积为 P 时,分界点 x=NORMINV(P,均数,标准差)。

对于正态分布或近似正态分布的资料,已知均数和标准差,就可以估计其频数分布。

(四) 基层常用统计软件

基层工作中常用的数据处理软件,有 Excel、EpiData、EPI Calc、SPSS、Stata 等。针对不同类型数据处理要求,可分别选用相应的软件建立数据库并进行相应格式转换或导出。其中,

SPSS 软件和 Excel 软件尤其重要。

SPSS 由美国 SPSS(Statistical Package for the Social Science)公司研制，采用窗口菜单方式选择各种统计方法，图形界面良好，能方便地与 Excel 等数据库软件交换数据。该软件的特点是：统计方法较齐全，运行速度快，容量大；有较强的数据管理能力；运算结果可直接编辑后输出。该软件的主要功能包括：数据的探索性分析、描述性统计、t 检验、方差分析、非参数统计、协方差分析、列联表分析、相关分析、多元回归分析和图表制作等。该软件能够满足常规医学数据处理和分析的一般需要。

二、实训用物

CASIO 82-TL 计算器或同系列计算器；计算机；SPSS 及 Excel 软件。

三、实训要点

（一）统计计算器的使用方法

根据所使用的计算器的说明书进行教学。

CASIO 82-TL 统计功能的使用

基本统计操作

1. 首先按 [MODE 2] 进入 SD 模式。统计前要先清除上次内存中已有的统计记录：[SHIFT AC=]。

2. 接着输入统计数据(一个一个输，每个数据输完后按 M+录入)；多个相同数据可用 [；] 来输入(例如：输入 10 个 2，可按 [2;10 M+]，[；] 的输入是 [SHIFT，])；发现输入错误立即删除的方法是按 SHIFT AC。

3. 输完数据后，求统计结果：

[SHIFT 1=] 是平均数；

[SHIFT 2=] 是总体标准差；

[SHIFT 3=] 是样本标准差；

[RCL(−)] 是$\sum x^2$；

[RCL。，，，] 是$\sum x$；

[RCL hyp] 是 n(输入的数据的个数)。

线性回归计算和相关系数 r

1. 首先进入线性回归状态：MODE 3（REG 模式）1（函数类型 Y=A+BX）

2. 然后输入对应的（两组以上）X 和 Y：

X_1, Y_1 M+

X_2, Y_2 M+

…

X_n, Y_n M+

3. 输出结果：

SHIFT 7= 和 SHIFT 8= 可分别求出关系式中的 A（截距）、B（斜率）。

SHIFT(= 相关系数 r。

REG 模式里同样可以统计

输入 X，Y　M+…，然后 SHIFT+1～3 分别是 X 的平均数、标准差、方差；SHIFT+4～6 分别是 Y 的平均数、方差、标准差。另外：

RCL(−) 是 $\sum x^2$；

RCL。，，， 是 $\sum x$；

RCL hyp 是样本数；

RCL sin 是 $\sum y^2$；

RCL cos 是 $\sum y$；

RCL tan 是 $\sum xy$。

（二）实训操作案例

【案例 1-1】 测某种药片 50 片，其重量（mg）如表 1-2：

表 1-2　50 片药片重量（mg）

94	96	100	95	97	92	98	87	95	96
98	92	101	93	94	97	96	94	100	94
100	99	97	95	92	93	95	97	99	90
89	92	92	91	96	96	94	97	101	87
102	96	101	99	95	97	98	86	100	97

要求：利用 SPSS 软件求该药片重量的均数、中位数、全距、标准差、标准误，并绘制频数表、直方图。

①建立数据文件

本例中变量设置如图 1－1 所示：

Untitled － SPSS Data Editor

File Edit View Data Transform Analyze Graphs Utilities Window Help

	Name	Type	Width	Decimals	Label	Values	Missing	Columns	Align	Measure
1	片重mg	Numeric	3	0		None	None	8	Right	Scale
2										

图 1－1　SPSS 变量视图

建立数据文件，依次调用菜单 File→Save，以文件名. sav 保存数据文件。

File Edit View Data Transform Analyze

1：片重mg　94

	片重mg	var	var
1	94		
2	98		
3	100		
4	89		
5	102		
6	96		
7	92		
8	99		
9	92		
10	96		
11	100		
12	101		
13	97		
14	92		
15	101		
16	95		
17	93		
18	95		
19	91		
20	99		
21	97		
22	94		
23	92		
24	96		
25	95		
26	92		
27	97		
28	93		
29	96		
30	97		
31	98		
32	96		
33	95		
34	94		
35	98		
36	87		
37	94		
38	97		
39	97		
40	86		
41	95		
42	100		
43	99		
44	101		
45	100		
46	96		
47	94		
48	90		
49	87		
50	97		

图 1－2　SPSS 变量视图

②依次调用菜单 Analyze→Descriptive Statistics→Frequencies 打开频数对话框。将左边的源变量“片重 mg”调入右边中部的“Variable”下的矩形框内，并选中 Display frequency tables 选项。

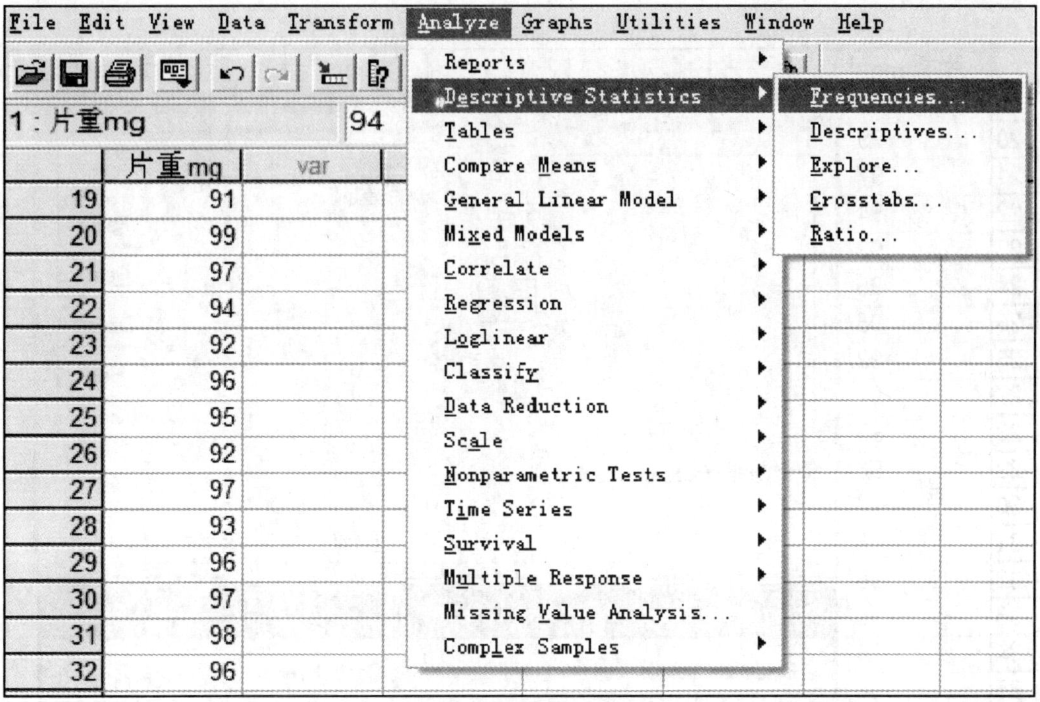

图 1－3　调用命令 Frequencies

③单击 Statistics 按钮，选中 Percentile 选项，向其后的空中填入 95，单击 Add 按钮确认；点选对话框中的平均数(Mean)、中位数(Median)、方差(Variance)、标准差(Std. deviation)、全距(Range)、最大值(Maximum)、最小值(Minimum)和均值的标准误(S. E. mean)；点选分布中的偏度(Skewness)和峰度(Kurtosis)，按 Continue 按钮确认(图 1－4)。

④单击 Charts 按钮，打开 Friequencies：Charts 对话框，选择条图(Histograms)，并选择带正态曲线(With normal curve)选项。

⑤单击 Format 按钮，使用其默认值。

⑥最后单击“OK”按钮，将结果保存，并进行简要分析。

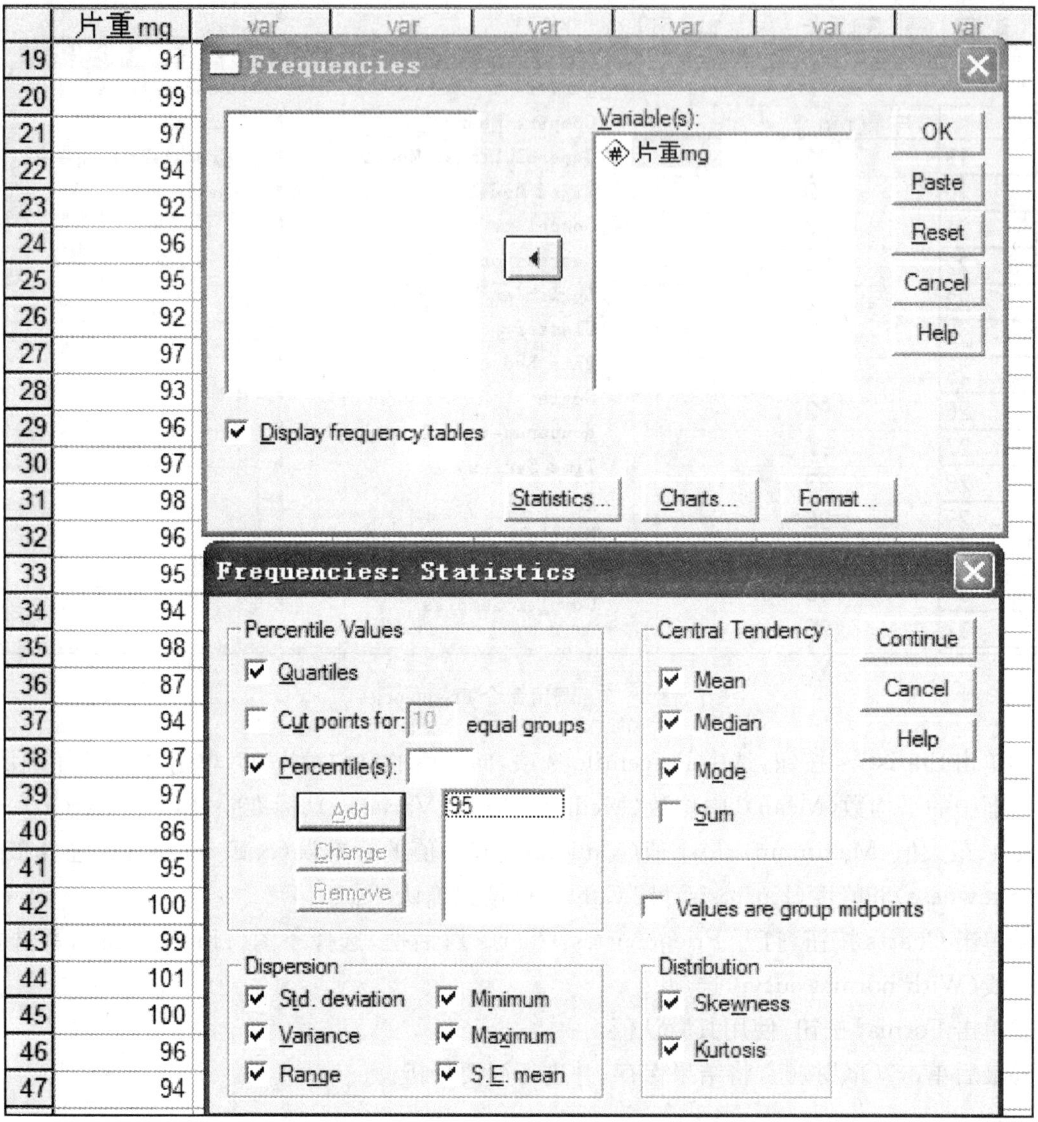

图 1－4　调用命令 Statistics 并设置

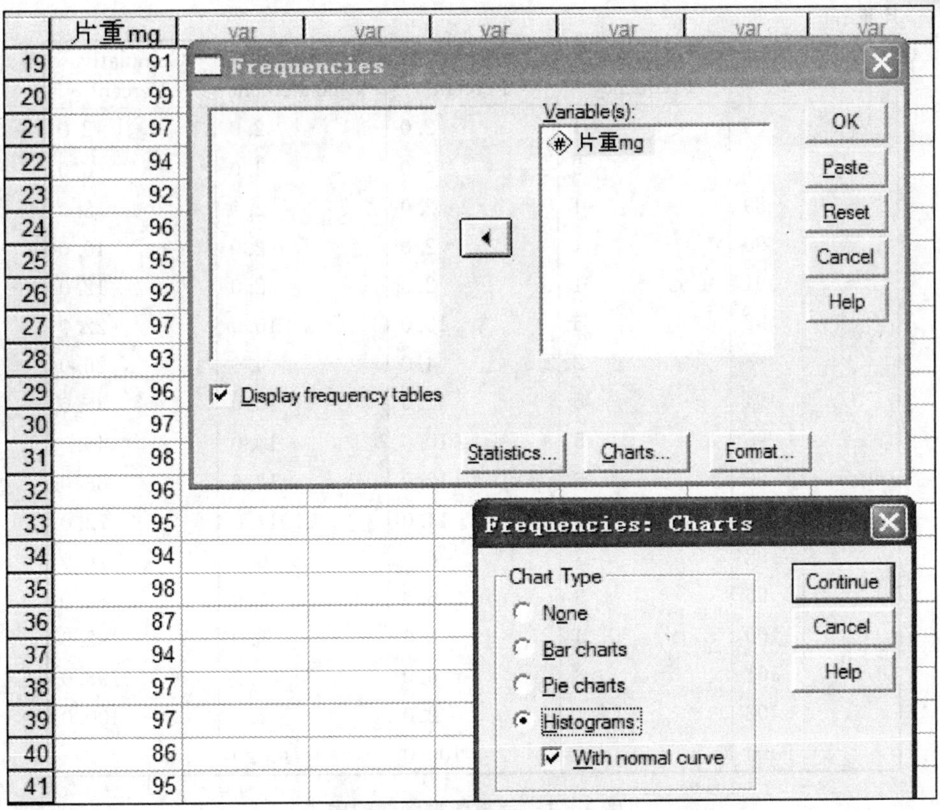

图 1－5　直方图制作设置

片重 mg

N	Valid	50
	Missing	0
Mean		95.44
Std. Error of Mean		535
Median		96.00
Mode		97
Std. Deviation		3.781
Variance		14.292
Skewness		—.557
Std. Error of Skewness		.337
Kurtosis		.078
Std. Error of Kurtosis		.662
Range		16
Minimum		86
Maximum		102
Percentiles	25	93.00
	50	96.00
	75	98.00
	95	101.00

图 1－6　片重选择性统计结果显示

片重 mg

		Frequency	Percent	Valid Percent	Cumulative Percent
Valid	86	1	2.0	2.0	2.0
	87	2	4.0	4.0	6.0
	89	1	2.0	2.0	8.0
	90	1	2.0	2.0	10.0
	91	1	2.0	2.0	12.0
	92	5	10.0	10.0	22.0
	93	2	4.0	4.0	26.0
	94	5	10.0	10.0	36.0
	95	5	10.0	10.0	46.0
	96	6	12.0	12.0	58.0
	97	7	14.0	14.0	72.0
	98	3	6.0	6.0	78.0
	99	3	6.0	6.0	84.0
	100	4	8.0	8.0	92.0
	101	3	6.0	6.0	98.0
	102	1	2.0	2.0	100.0
	Total	50	100.0	100.0	

图 1-7　片重数据频数构成

偏度(Skewnesss)是描述变量取值分布形态对称性的统计量，其值为 0，说明数据为对称分布；大于 0 表示变量取值右偏，在直方图中有一条长尾拖在右边；小于 0，表示变量取值左偏，在直方图中有一条长尾拖在左边。峰度(Kurtosis)是用来描述变量取值分布形态陡缓程度的统计量，当数据分布和标准正态分布的陡缓程度相同时，该值为 0；大于 0，说明曲线更陡峭，为尖峰分布；小于 0 为平峰分布。

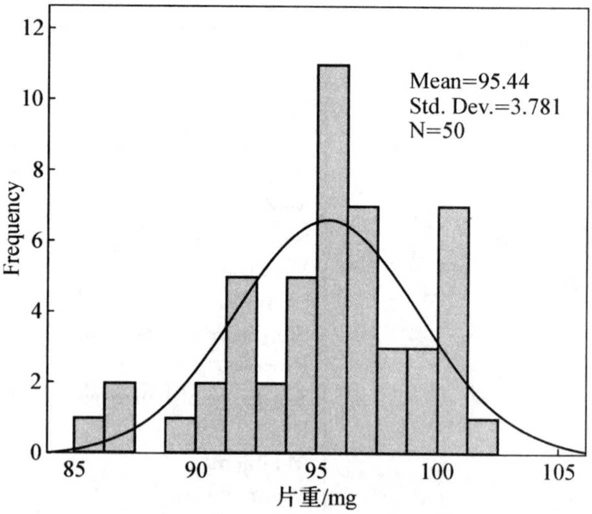

图 1-8　片重直方图

【案例 1-2】采用 Excel 软件对案例 1-1 数据进行集中趋势与离散趋势描述。

首先建立数据库，数据处于一列 A1:A100；然后按照下图操作：工具→加载宏→分析工具→描述统计→输出数据至 J1 列。

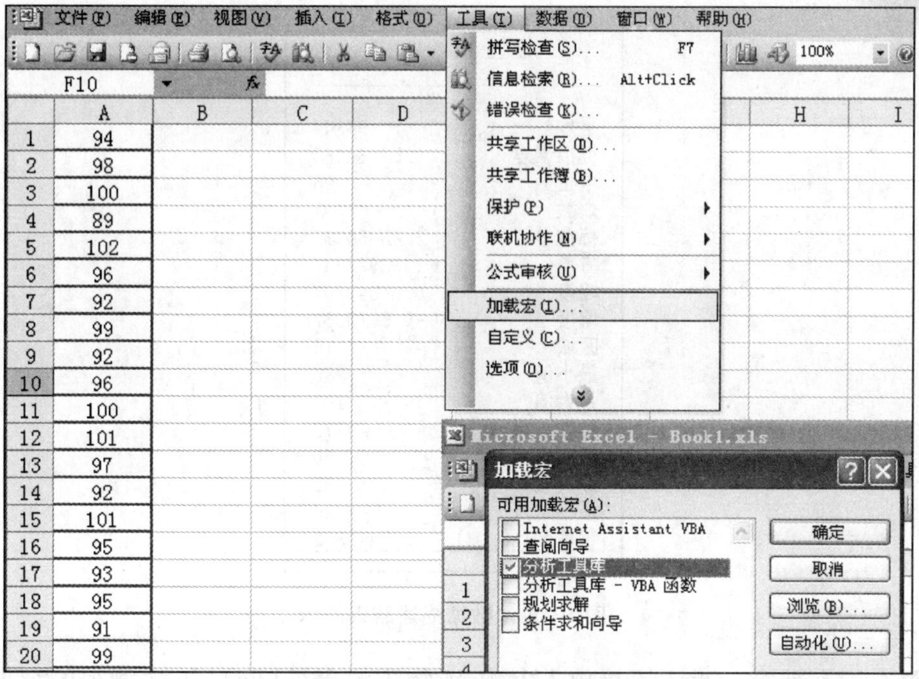

图 1-9　建立数据库并加载分析工具库

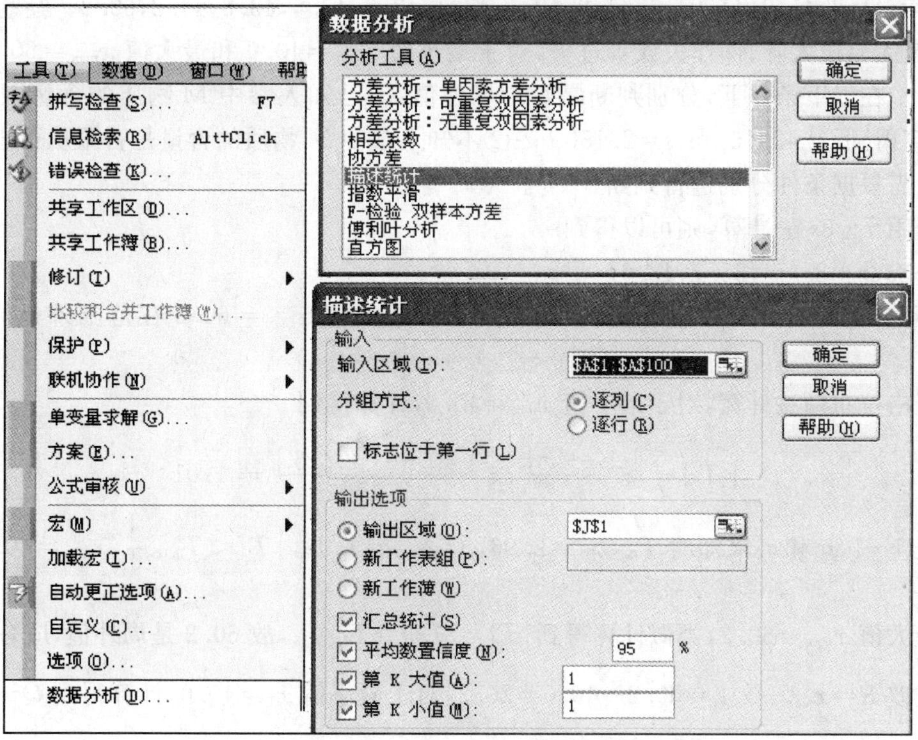

图 1-10　调出描述分析选择性输出统计结果

J	K
列1	
平均	95.44
标准误差	0.53464465
中位数	96
众数	97
标准差	3.78050855
方差	14.2922449
峰度	0.07849707
偏度	-0.5573837
区域	16
最小值	86
最大值	102
求和	4772
观测数	50
最大(1)	102
最小(1)	86
置信度(95.0%)	1.07440862

图 1-11　数据描述结果展示

【案例 1-3】 研究一批人工培植人参中 M 物质的含量(μg)，76 次测得的结果为 40.0，41.0，41.5，41.6，41.6，41.7，41.8，41.8，41.8，41.8，41.8，41.8，41.8，41.8，41.8，41.8，41.8，41.8，41.8，41.8，41.8，41.9，41.9，…，41.9，42.1，42.4，42.5，43.5，43.8，44.2，60.2。经鉴别和反复检查，肯定无粗枝大叶、操作失误等过失，对于最小值 $x_{min}=40.0$ 和最大值 $x_{max}=60.2$，找不出任何原因。在以下条件下，分别判断是否为局外值：①已知人参中 M 物质的含量服从正态分布，并计算得到 $\overline{x}=42.16$ μg，$s=2.150$ μg；②不知人参中 M 物质的含量是否服从正态分布。

本题需根据条件分别进行判断。

①若用 $\overline{x}\pm 3s$ 法计算，则可以得到

$(\overline{x}-3s,\overline{x}+3s)=(35.7,48.6)$

最小值 $x_{min}=40.0$ 在此范围内不是局外值。最大值 $x_{max}=60.2$ 在范围外是局外值，应舍弃。

若用格拉布斯法计算，对于最小值 $x_{min}=40.0$，计算得到

$$|T|=\frac{|x_i-\overline{x}|}{s}=\frac{|40.0-42.16|}{2.150}=1.01$$

查表 1-1，μ 和 σ 未知时 $T_{0.05,50}=2.96$，$T_{0.05,60}=3.03$，$|T|<T_{0.05,76}$，$x_{min}=40.0$ 不是局外值。

对最大值 $x_{max}=60.2$，类似计算得到 $|T|=8.39>T_{0.05,76}$，故 60.2 是局外值，应舍弃。

②极差 $R=x_{max}-x_{min}=60.2-40.0=20.2$，对于最小值 $x_1=40.0$，计算得到 $Q=\frac{x_2-x_1}{R}=\frac{41.0-40.0}{20.2}=0.0495$。

由于 $Q<1/3$，故 $x_1=40.0$ 不是局外值，应保留。

对于最大值 $x_{max}=60.2$，类似计算得到 $Q=0.792\ 1>1/3$，故 60.2 是局外值，应舍弃。

知识拓展

准确度是指测量值与真实值之间的符合程度。准确度的高低常以误差（绝对误差和相对误差）的大小来衡量，即误差越小，准确度越高；误差越大，准确度越低。精密度是指在相同条件下 n 次重复测定结果彼此相符合的程度。精密度的大小用偏差表示，偏差越小说明精密度越高。测定的精密度高，测定结果也越接近真实值。但不能绝对认为精密度高，准确度也高，因为系统误差的存在并不影响测定的精密度，相反，如果没有较好的精密度，就很少可能获得较高的准确度。可以说精密度是保证准确度的先决条件。

实训任务

【任务 1－1】 某医师测得如表 1－3 所示血红蛋白值(g/L)。

表 1－3　某中学 40 名 16～18 岁学生血红蛋白值(g/L)分布

编　号	性别	年龄	血红蛋白值	编　号	性别	年龄	血红蛋白值
1	女	18	12.83	21	女	16	11.36
2	男	16	15.50	22	男	16	12.78
3	女	18	12.25	23	男	18	15.09
4	女	17	10.06	24	女	18	8.67
5	男	16	10.88	25	女	17	8.56
6	男	18	9.65	26	女	18	12.56
7	女	16	8.36	27	女	17	11.56
8	男	18	11.66	28	男	16	14.67
9	女	18	8.54	29	男	16	7.88
10	女	17	7.78	30	男	18	12.35
11	男	18	13.66	31	男	16	13.65
12	男	18	10.57	32	女	16	9.87
13	男	16	12.56	33	女	18	10.09
14	女	17	9.87	34	女	18	12.55
15	女	17	8.99	35	男	18	16.04
16	女	17	11.35	36	男	18	13.78
17	男	17	14.56	37	男	17	11.67
18	男	16	12.40	38	男	17	10.98
19	女	16	8.05	39	女	16	8.78
20	男	18	14.03	40	男	16	11.35

问题：请对上述数据做基本的描述性统计分析。

【任务 1－2】 某地 25 例健康男子的血清总胆固醇值测定结果如下。

3.37	6.14	3.97	3.89	4.60	4.47	4.08	4.79	3.95
3.56	4.23	3.64	4.34	5.16	5.30	4.97	4.31	4.71
5.02	4.77	4.40	4.55	5.38	3.18	5.1		

问题：(1) 请根据这些数据，绘制出频数表、直方图。

(2) 计算本组数据的均数、标准差、方差、变异系数、标准误、极差、中位数。

【任务 1－3】 某社区某年出生的 20 名新生婴儿体重(单位：g)数据如下。

3 020	3 600	3 180	2 700	3 860	3 080	3 100	3 210
3 300	3 500	3 200	2 620	3 500	2 880	2 440	2 900
3 040	3 440	3 420	3 000				

问题：(1) 根据上述数据，绘制出频数表、直方图。

(2) 计算本组数据的均数、标准差、方差、变异系数、标准误、极差、中位数。

【任务 1－4】 新药质量标准研究工作中，对某批号的药品样品进行含量测定，共测得 5 组数据，均值如下：99.55％、97.81％、102.02％、100.49％、99.19％。

问题：试计算本批样品的平均含量并给出 RSD。

【任务 1－5】 某质量检验员标定盐酸的浓度时，平行测定四次，分别为 0.100 8 mmol/L，0.101 2 mmol/L，0.101 0 mmol/L，0.101 8 mmol/L。

问题：在置信度为 90％时，用 Q 检验法判断第四次数据应不应该保留？（$n=4$ 时，置信度设为 90％，则 $Q_{表}=0.76$）

实训项目二　医药参考值范围与均数区间估计

实训目标

1. 熟悉正态分布与偏态分布的特点。
2. 掌握医药领域参考值范围估算方法。
3. 能熟练进行总体参数区间估计。
4. 能基于统计软件判断资料是否属于正态分布。

实训内容

1. 医药参考值范围与均数可信区间的区别。
2. 均数的点估计与区间估计及其应用。

实训指导

一、实训基础

（一）正态分布与参考值范围

正态分布也叫高斯分布，是一种最常见、最重要的连续型对称分布。以 μ 为总体均数，σ 为总体标准差的正态分布曲线，有以下特征：

(1) 单峰，以 μ 为中心左右对称的钟形曲线，μ 位于曲线的最高点。

(2) 正态分布的决定参数是均数和标准差。常用 $N(\mu,\sigma^2)$ 表示正态分布，用 $N(0,1)$ 表示标准正态分布。正态曲线下面积分布规律：

①x 轴与正态曲线所夹面积恒等于 1 或 100%；

②区间 $\mu\pm\sigma$ 的面积占总面积的 68.27%；

③区间 $\mu\pm1.96\sigma$ 的面积占总面积的 95.00%；

④区间 $\mu\pm2.58\sigma$ 的面积占总面积的 99.00%。

日常工作中有两个区间较为常用：

$\mu\pm1.96\sigma$ 占总面积的 95.00%，$\mu\pm2.58\sigma$ 占总面积的 99.00%。

参考值范围是指绝大多数个体值的散布范围。医学参考值范围通常指正常人的解剖、生理、生化、免疫及组织代谢产物的含量等各种数据的波动范围。主要目的是用于临床疾病诊断。最常用的是 95%参考值范围。有些指标如白细胞数过高或过低均属异常（图 2－1a），故其参考值范围需要分别确定下限和上限，称作双侧参考值范围。有些指标如 24 小时尿糖含量仅在过高（图 2－1b）、肺活量仅在过低时为异常（图 2－1c），只需确定其上限或下限，称作单侧参考值范围。

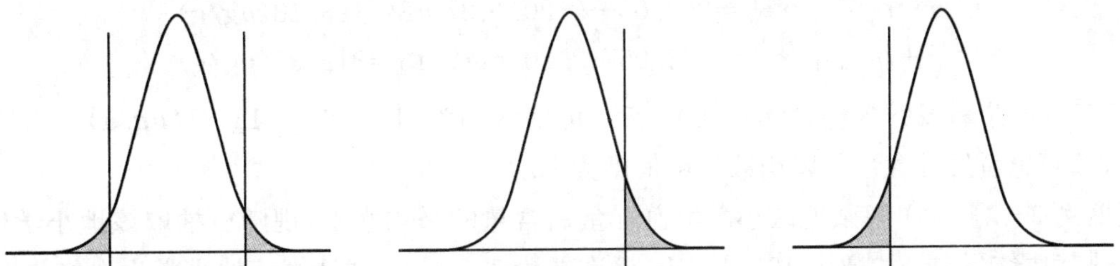

(a) 过高过低异常参考值范围　(b) 过高异常参考值范围　(c) 过低异常参考值范围

图 2－1　异常参考值范围

医学参考值确定方法：对于正态分布和近似正态分布资料，确定 95%参考值范围，双侧界限为：$\bar{x}\pm1.96s$；单侧上限为：$\bar{x}+1.645s$；单侧下限为：$\bar{x}-1.645s$。

（二）t 分布与计量资料均数的可信区间

t 分布是一种连续型分布，主要用于 t 检验及总体均数的区间估计。由于 t 分布曲线以 0 为中心左右两侧对称，所以 t 界值表中一般只列出正值，若算得的 t 值为负值，可用其绝对值查表。t 界值也可以通过应用 Excel 软件获得，$t_{\alpha,\nu}=\text{TINV}(P,\nu)$。双侧检验时 $P=\alpha$，单侧检验时 $P=2\alpha$。

①当总体标准差 σ 已知时，$1-\alpha$ 可信区间为：

$$(\bar{x}-z_{\alpha/2}\cdot\sigma_{\bar{x}},\bar{x}+u_{\alpha/2}\cdot\sigma_{\bar{x}})，缩写为\bar{x}\pm u_{\alpha/2}\cdot\sigma_{\bar{x}}$$

当 $\alpha=0.05$ 时，均数可信区间为$(\bar{x}-1.96\sigma_{\bar{x}},\bar{x}+1.96\sigma_{\bar{x}})$

②当 σ 未知且 n 较小（$n<30$）时，按 t 分布的原理计算 $1-\alpha$ 可信区间：

$$(\bar{x}-t_{\alpha/2,\nu}\cdot s_{\bar{x}},\bar{x}+t_{\alpha/2,\nu}\cdot s_{\bar{x}})，缩写为\bar{x}\pm t_{\alpha/2,\nu}s_{\bar{x}}$$

③当总体标准差 σ 未知但样本例数 n 足够大（如 $n\geqslant30$）时，按正态分布的原理，用下述公式计算 $1-\alpha$ 的可信区间：

$$(\overline{x}-z_{\alpha/2}\cdot s_{\overline{x}}, \overline{x}+z_{\alpha/2}\cdot s_{\overline{x}})\text{，缩写为}\overline{x}\pm z_{\alpha/2}\cdot s_{\overline{x}}$$

二、实训用物

计算器；计算机；SPSS 与 Excel 软件。

三、实训要点

（一）均数可信区间的估计

【案例 2-1】 随机抽取 12 名口腔癌患者，检测其发锌含量，得到均数为 253.05 μg/g，标准误为 27.18 μg/g，求发锌含量总体均数的 95%可信区间。

本例自由度 $\nu=12-1=11$，经查表得到 $t_{(0.05,11)}=2.201$，则

$$\overline{x}-t_{(0.05,11)}\times s_{\overline{x}}=253.05-2.201\times 27.18=193.23(\mu g/g)$$
$$\overline{x}+t_{(0.05,11)}\times s_{\overline{x}}=253.05+2.201\times 27.18=312.87(\mu g/g)$$

即口腔癌患者发锌含量总体均数的 95%可信区间为：193.23～312.87(μg/g)。用该区间估计口腔癌患者发锌含量总体均数的可信度为 95%。

【案例 2-2】 为了解某地区小学生血红蛋白含量的平均水平，现随机抽取该地小学生 450 人，算得其血红蛋白平均数为 101.4 g/L，标准差为 1.5 g/L，试计算该地小学生血红蛋白含量的平均数的 95%可信区间。

样本含量为 450，属于大样本，可采用正态近似的方法计算可信区间。

$$\overline{x}=101.4, s=1.5, n=450, s_{\overline{x}}=\frac{s}{\sqrt{n}}=\frac{1.5}{\sqrt{450}}=0.07$$

95%可信区间为

下限：$\overline{x}-u_{\alpha/2}\cdot s_{\overline{x}}=101.4-1.96\times 0.07=101.26(g/L)$

上限：$\overline{x}+u_{\alpha/2}\cdot s_{\overline{x}}=101.4+1.96\times 0.07=101.54(g/L)$

即该地小学生血红蛋白含量的平均数的 95%可信区间为 101.26 g/L～101.54 g/L。

【案例 2-3】 研究高胆固醇是否有家庭聚集性。已知正常儿童的总胆固醇平均水平是 175 mg/dl，现测得 100 名曾患心脏病且胆固醇高的子代儿童的胆固醇平均水平为 207.5 mg/dl，标准差为 30 mg/dl。问题：①如何衡量这 100 名儿童总胆固醇样本平均数的抽样误差？②估计 100 名儿童的胆固醇平均水平的 95%可信区间；③根据可信区间判断高胆固醇是否有家庭聚集性，并说明理由。

根据统计基本理论，有：

①均数的标准误可以用来衡量样本均数的抽样误差大小，即

$$s=30\ mg/dl, n=100$$

$$s_{\overline{X}}=\frac{s}{\sqrt{n}}=\frac{30}{\sqrt{100}}=3.0$$

②样本含量为 100,属于大样本,可采用正态近似的方法计算可信区间。$\bar{x}=207.5$,$s=30$,$n=100$,$s_{\bar{x}}=3.0$,$s=30$,$n=100$,$s_{\bar{x}}=3$,

则 95%可信区间为

下限:$\bar{x}-u_{\alpha}\cdot s_{\bar{x}}=207.5-1.96\times3.0=201.62$(mg/dl)

上限:$\bar{x}+u_{\alpha}\cdot s_{\bar{x}}=207.5+1.96\times3.0=213.38$(mg/dl)

故该地 100 名儿童的胆固醇平均水平的 95%可信区间为 201.62 mg/dl～213.38 mg/dl。

③因为 100 名曾患心脏病且胆固醇高的子代儿童的胆固醇平均水平的 95%可信区间的下限高于正常儿童的总胆固醇平均水平 175 mg/dl,提示患心脏病且胆固醇高的父辈,其子代胆固醇水平较高,即高胆固醇具有一定的家庭聚集性。

【案例 2-4】某地 144 例 30～45 岁正常成年男子的血清总胆固醇测量值近似服从均数为 4.95 mmol/L,标准差为 0.85 mmol/L 的正态分布。①试估计该地 30～45 岁正常成年男子血清总胆固醇的 95%参考值范围;②血清总胆固醇大于 5.72 mmol/L 的正常成年男子约占其总体的百分之多少?

根据正态分布理论,可做如下分析:

①正常成年男子的血清总胆固醇测量值近似服从正态分布,故可按正态分布法处理。又因血清总胆固醇测量值过高或过低均属异常,所以应计算双侧参考值范围。

下限:$\bar{x}-1.96s=4.95-1.96\times0.85=3.28$(mmol/L)

上限:$\bar{x}+1.96s=4.95+1.96\times0.85=6.62$(mmol/L)

即该地区成年男子血清总胆固醇测量值的 95% 参考值范围为 3.28 mmol/L～6.62 mmol/L。

②该地正常成年男子的血清总胆固醇测量值近似服从均数为 4.95 mmol/L,标准差为 0.85 mmol/L 的正态分布,计算 5.72 mmol/L 对应的标准正态分布 u 值:

$$u=\frac{5.72-4.95}{0.85}\approx0.91$$

问题转化为求 u 值大于 0.91 的概率。由于标准正态分布具有对称性,所以 u 值大于 0.91 的概率与 u 值小于-0.91 的概率相同。查正态分布表得,$\Phi(-u)=0.1814$,所以说血清总胆固醇大于 5.72 mmol/L 的正常成年男子约占其总体的 18.14%。

【案例 2-5】在置信度为 95%时,若要求置信区间为 $x\pm s$,则至少要平行测定几次?

平均值的置信区间为 $\mu=\bar{x}\pm t_{\alpha,\nu}\cdot\frac{s}{\sqrt{n}}$,计算$\frac{t_{\alpha,\nu}}{\sqrt{n}}<1$ 最小的 n 值,就是至少要测定的次数。

查 t 界值表,当 $n=6$,$t_{0.05,5}=2.57$,则$\frac{t_{\alpha,\nu}}{\sqrt{n}}=\frac{2.57}{\sqrt{6}}=1.05>1$;

当 $n=7$,$t_{0.05,6}=2.45$,则$\frac{t_{\alpha,\nu}}{\sqrt{n}}=\frac{2.45}{\sqrt{7}}=0.926<1$ 恰满足要求。

即在置信度为95%时，若要求置信区间为$x \pm s$，则至少要平行测定7次。

【案例2－6】 设有某地区12名儿童的100 ml血液中所含钙的实测数据为(单位：μg)：54.8，72.3，53.6，64.7，43.6，58.3，63.0，49.6，66.2，52.5，61.2，69.9。已知该含钙量服从正态分布，试用Excel求解该地区儿童每100 ml血平均含钙量的90%置信区间。

(1) 输入数据：A2：A13；

(2) 在菜单中选取“工具—数据分析—描述统计”，点击“确定”；

(3) 当出现“描述统计”对话框后，选择相应区域或范围后，显示相应结果，如图2－2、图2－3；

(4) 计算每100 ml血平均含钙量的90%置信区间为：(样本均数－置信区域半径，样本均数＋置信区域半径)，即为(59.142－4.464，59.142＋4.464)＝(54.677，63.606)。

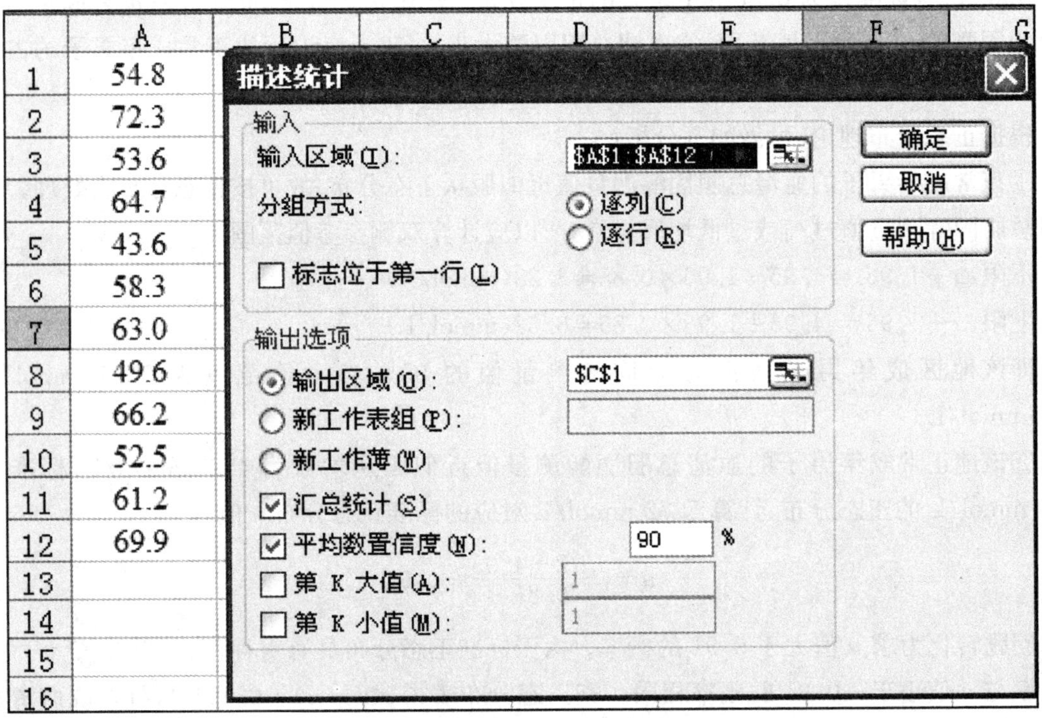

图2－2 调用“描述统计”对话框

	A	B	C	D	E	F	G
1	54.8		列1			置信区间上限	54.67736
2	72.3					置信区间下限	63.60597
3	53.6		平均	59.1416667			
4	64.7		标准误差	2.48585265			
5	43.6		中位数	59.75			
6	58.3		众数	#N/A			
7	63.0		标准差	8.61124617			
8	49.6		方差	74.1535606			
9	66.2		峰度	-0.6825913			
10	52.5		偏度	-0.1802904			
11	61.2		区域	28.7			
12	69.9		最小值	43.6			
13			最大值	72.3			
14			求和	709.7			
15			观测数	12			
16			最大(1)	72.3			
17			最小(1)	43.6			
18			置信度(90.0%)	4.46430502			

图 2－3　显示“描述统计”基本结果

【案例 2－7】设某厂生产的某种药片直径服从方差为 0.8^2 的正态分布，现从某日生产的药片中随机抽取 9 片，测得其直径分别为(单位:mm)：

14.1，14.7，14.7，14.4，14.6，14.5，14.5，14.8，14.2

试用 Excel 求解该药片直径 X 的均值 μ 的 95%可信区间。

按图 2－4 在 A、B、C 三列分别输入数据、名称与正确的统计公式(D 列显示的是 C 列内容对应的统计公式)，可得所需估计的 95%可信区间的上下限。该药片直径 X 的均值 μ 的 95%可信区间(13.98，15.02)。

	A	B	C	D
1	14.1	计算指标	计算结果	左栏计算公式=
2	14.7	样本均数	14.5	AVERAGE(A1:A9)
3	14.7	置信幅度	0.52266	CONFIDENCE(0.05, 0.8, 9)
4	14.4	置信下限	13.9773	D2-D3
5	14.6	置信上限	15.0227	D2+D3
6	14.5			
7	14.5			
8	14.8			
9	14.2			
10				

图 2－4　已知总体标准差和样本数据计算置信区间

【案例 2-8】从某批袋装散制剂中抽取 100 袋称重，得到频数结果如表 2-1。

表 2-1　某批袋装散制剂重量频数

组中值	0.78	0.81	0.84	0.87	0.9	0.93	0.96	0.99	1.02	1.05
频数	1	4	7	22	24	24	10	6	1	1

试利用 SPSS 软件判断该样本的总体是否服从正态分布？

(1) 建立数据文件 *.sav. 数据录入有两种方法：

方法 1　定义变量名 x，在该变量名下一列中依次输入 100 个数据，如图 2-5 所示。

方法 2　定义变量名 x 和 f，x 列输入 10 个组中值，f 列输入各组中值对应的频数(图 2-6)。

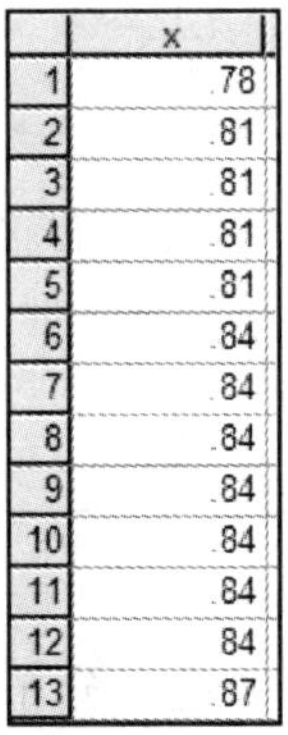

图 2-5　原始数据输入法建立数据库

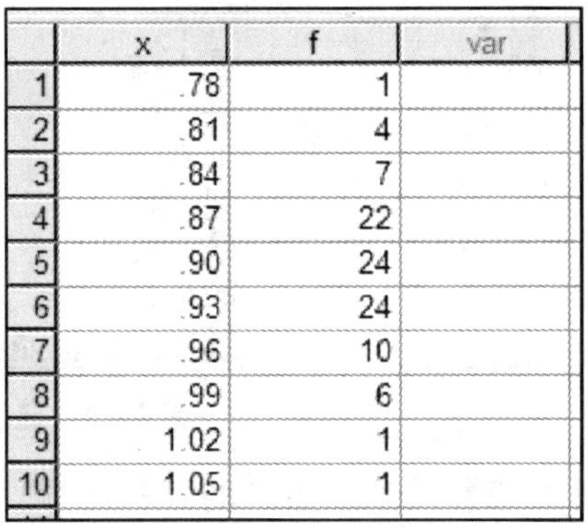

图 2-6　频数表法建立数据库

选择 Data→Weight cases by，将 f 导入 Frequency variable 栏中，再单击“OK”按钮。

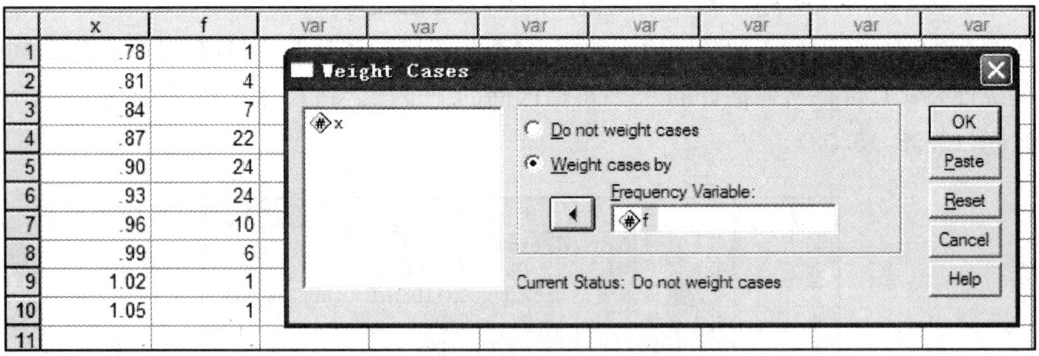

图 2-7　对数据进行加权处理

(2) 选择 Analyze→Nonparametric Test→1-sample K-S Test(图 2-8)。

(3) 选中 X 进入 Test Variable list 框，选择 Test Distribution 中的 Normal(正态分布)，单击 OK，结果见图 2-9。

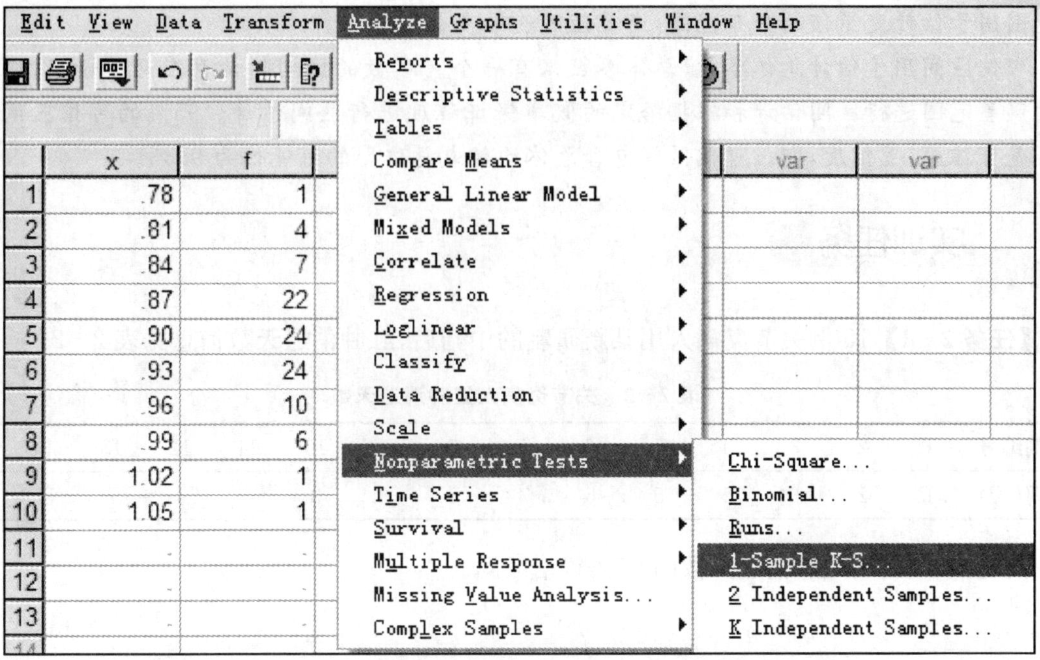

图 2－8　选择操作命令进行正态性检验

One-Sample Kolmogorov-Smirnov Test

		x
N		100
Normal Parameters[a,b]	Mean	.905 7
	Std. Deviation	.048 37
Most Extreme Differences	Absolute	.128
	Positive	.128
	Negative	−.113
Kolmogorov-Smirnov Z		1.277
Asymp. Sig. (2-tailed)		.077

a. Test distribution is Normal.
b. Calculated from data.

图 2－9　正态性检验结果显示

（4）上图显示了 K-S 正态性检验结果：$Z=1.277$，双尾检验概率 $P=0.077>0.05$，可以认为该样本总体服从正态分布。

知识拓展

可信区间与参考值范围的区别

95%的参考值范围中的95%是一个比例，即所求参考值范围包含了95%的正常人。参考值范围用于估计变量值的分布范围，变量值可能很多甚至无限。

可信区间用于估计总体参数，总体参数只有一个。参数的区间估计存在两种情况：根据给定的误差范围进行区间估计和根据给定的概率保证程度进行区间估计。95%的可信区间中的95%是可信度、置信度，即该可信区间包含总体均数或总体率的可能性为95%。

实训任务

【任务 2-1】 15 例关节炎病人用某新研制的中药后，红肿消退天数信息见表 2-2。

表 2-2　关节炎病人红肿消退天数

病例编号	1	2	3	4	5	6	7	8	9	10	11	12	13	14	15
时间(天)	1	2	6	5	5	6	4	3	3	3	5	4	7	1	2

问题：求用药后红肿消退天数的 95%置信区间。

【任务 2-2】 用紫外分光光度法测定某样品中巴比妥钠的含量，5 次测定的平均值为 2.64%，标准差为 0.032%。

问题：计算置信度为 95%、99%时平均值的置信区间（$t_{0.05,4}=2.776$，$t_{0.01,4}=4.064$）。

【任务 2-3】 某医生测得 25 名动脉粥样硬化患者血浆纤维蛋白原含量的均数为 3.32 g/L，标准差为 0.57 g/L。

问题：试计算该种病人血浆纤维蛋白原含量总体均数的 95%可信区间。

【任务 2-4】 某药的某种成分含量服从正态分布 $X \sim N(\mu, 0.09)$，现测定 4 个样品，此成分含量分别为(单位：mg)：12.6，13.4，12.8，13.2。

问题：求含量总体均数 μ 的 95%置信区间。

【任务 2-5】 设大学生男生身高(单位：cm)的总体 $X \sim N(\mu, 16)$，若要使其平均身高置信度为 95%的置信区间长度小于 1.2。

问题：应抽查多少名学生的身高？

【任务 2-6】 逍遥丸崩解时间服从正态分布，从同一批号随机抽取 5 丸，测得崩解时间为(单位：分钟)：21，18，20，16，15。

问题：求该批药丸崩解时间总体均数置信区间度为 99%的置信区间。

【任务 2-7】 采用尾容积测压法测得大白鼠的血压(单位：kPa)如下：

15.6，16.9，18.8，14.3，14.7，15.2，15.3，17.1，16.9，16.3

问题：试求大白鼠血压总体均值的 95%置信区间。

【任务 2－8】从一批药丸随机抽取 35 颗，测得平均丸重为 1.5 克，标准差为 0.08 克，已知药丸的重量服从正态分布。

问题：估计该批药丸平均丸重总体均数置信度为 95%置信区间。

【任务 2－9】设某种医药敷料强度服从正态分布 $X \sim N(\mu, \sigma^2)$，今进行 5 次测试，得样本强度均值 $\overline{x}=1\ 160\ \text{kg/cm}^2$，样本均方差 $s=99.75\ \text{kg/cm}^2$。

问题：求该敷料强度均值 μ 的 99%置信下限。

【任务 2－10】从一批药物中随机抽取了 10 份样品，测定其某种成分的含量，结果如下（单位：mg）。

0.99　1.04　1.14　1.17　1.17　1.26　1.30　1.39　1.43　1.51

问题：试判断这批药物内该成分的含量是否服从正态分布？

【任务 2-11】某药品器械强度测试结果见下表。

表 2-3　某药品器械强度

组中值	120	150	170	190	210	230	250
频数	12	12	27	23	12	8	7

问题:判断上述数据是否来自正态分布总体。

【任务 2-12】白术为菊科多年生草本植物,药用根茎,有补脾益气、燥湿利水的功效。种植方法与种大豆、绿豆或条播花生类似,简单易行。全国中药材市场上为常用大宗药材品种。黄麓镇对 3 000 亩白术种植基地随机抽取 5%的面积进行产量调查,平均亩产干货 300 kg,标准差 75 kg。

问题:以 95%的把握度推算全镇该中药材平均亩产量。

【任务 2-13】某年某地 150 名 12 岁健康男童体重的均数为 36.3 kg,标准差为 6.19 kg。

问题:

(1) 该地 12 岁健康男童体重在 50 kg 以上者占该地 12 岁健康男童总数的百分比为多少?

(2) 体重在 30～40 kg 者占该地 12 岁健康男童总数的比例为多少?

(3) 求该地 95%的 12 岁健康男童体重的分布范围。

实训项目三　医药计量资料的假设检验

实训目标

1. 能够借助统计软件完成医药计量资料的假设检验。
2. 能根据研究目的和设计类型正确解读数据处理结果。

实训内容

1. 单个样本均数的比较。
2. 配对数据均数差异的比较。
3. 两样本均数差异的比较。
4. 单因素方差分析与双因素方差分析。

实训指导

一、实训基础

（一）单个总体均数的假设检验

表 3-1　单个总体均数的假设检验表

前　提	假设检验		统计量	临界值	拒绝域
正态分布 σ^2 未知	双侧	$H_0:\mu=\mu_0$ $H_1:\mu\neq\mu_0$	$t=\dfrac{\overline{x}-\mu_0}{s/\sqrt{n}}$ $\nu=n-1$	$t_{\frac{\alpha}{2}}$	$\lvert t\rvert\geqslant t_{\frac{\alpha}{2}}$
	单侧	$H_0:\mu\geqslant\mu_0$ $H_1:\mu<\mu_0$		t_α	$t\leqslant t_\alpha$
		$H_0:\mu\leqslant\mu_0$ $H_1:\mu>\mu_0$			$t\geqslant -t_\alpha$

续表 3-1

前　提	假设检验		统计量	临界值	拒绝域
正态分布 σ^2 已知(当 σ^2 未知且 $n \geqslant 30$ 时 σ 用 s 代替)	双侧	$H_0:\mu=\mu_0$ $H_1:\mu\neq\mu_0$	$z=\dfrac{\overline{x}-\mu_0}{\sigma/\sqrt{n}}$	$z_{\frac{\alpha}{2}}$	$\lvert z\rvert \geqslant z_{\frac{\alpha}{2}}$
	单侧	$H_0:\mu\geqslant\mu_0$ $H_1:\mu<\mu_0$		z_α	$z\leqslant -z_\alpha$
		$H_0:\mu\leqslant\mu_0$ $H_1:\mu>\mu_0$			$z\geqslant z_\alpha$

（二）单个总体方差的 χ^2 检验

表 3-2　单个总体方差的 χ^2 检验表

前　提	假设检验		统计量	临界值	拒绝域
正态分布 σ^2 已知	双侧	$H_0:\sigma^2=\sigma_0^2$ $H_1:\sigma^2\neq\sigma_0^2$	$x^2=\dfrac{(n-1)s^2}{\sigma_0^2}$ （服从 $\chi^2(n-1)$分布）	$x^2_{\frac{\alpha}{2}}, x^2_{1-\frac{\alpha}{2}}$	$x^2\geqslant x^2_{\frac{\alpha}{2}}$ 或 $x^2\leqslant x^2_{1-\frac{\alpha}{2}}$
	单侧	$H_0:\sigma^2\leqslant\sigma_0^2$ $H_1:\sigma^2>\sigma_0^2$		x^2_α	$x^2\geqslant x^2_\alpha$
		$H_0:\sigma^2\geqslant\sigma_0^2$ $H_1:\sigma^2<\sigma_0^2$		$x^2_{1-\alpha}$	$x^2\leqslant x^2_{1-\alpha}$

（三）两个正态总体方差齐性检验

表 3-3　两个正态总体方差齐性的 F 检验表

前　提	假设检验		统计量	临界值	拒绝域
正态分布两个样本相互独立	双侧	$H_0:\sigma_x^2=\sigma_y^2$ $H_1:\sigma_x^2\neq\sigma_y^2$	$F=\dfrac{s_x^2}{s_y^2}(s_x>s_y)$ $\nu_x=n_1-1$ $\nu_y=n_2-1$	$F_{\frac{\alpha}{2}(\nu_x,\nu_y)}$	$F\geqslant F_{\frac{\alpha}{2}(\nu_x,\nu_y)}$ 或 $F\leqslant F_{1-\frac{\alpha}{2}(\nu_y,\nu_x)}$
	单侧	$H_0:\sigma_x^2\leqslant\sigma_y^2$ $H_1:\sigma_x^2>\sigma_y^2$		$F_{\alpha(\nu_x,\nu_y)}$	$F\geqslant F_{\alpha(\nu_x,\nu_y)}$

（四）两个正态总体均数成组比较

表 3-4　配对计量资料总体均值比较

前　提	假设检验		统计量	临界值	拒绝域
正态分布 σ^2 未知	双侧	$H_0:\mu_d=0$ $H_0:\mu_d\neq0$	$t=\dfrac{\overline{d}}{s_d/\sqrt{n}}$ $\nu=n-1$	$t_{\frac{\alpha}{2},\nu}$	$\lvert t\rvert\geqslant t_{\frac{\alpha}{2},\nu}$
	单侧	$H_0:\mu_d\geqslant0$ $H_1:\mu_d<0$		$t_{\alpha,\nu}$	$t\leqslant -t_{\alpha,\nu}$
		$H_0:\mu_d\leqslant0$ $H_1:\mu_d>0$			$t\geqslant t_{\alpha,\nu}$

表 3－5　两个正态总体均数成组比较检验

前　提	假设检验		统计量	临界值	拒绝域
经检验总体方差齐	双侧	$H_0:\mu_x=\mu_y$ $H_1:\mu_x\neq\mu_y$	$t=\dfrac{\overline{x}-\overline{y}}{s\sqrt{\dfrac{1}{n_x}+\dfrac{1}{n_y}}}$，其中 $s=\sqrt{\dfrac{(n_x-1)s_x^2+(n_y-1)s_y^2}{n_x+n_y-2}}$	$t_{\frac{\alpha}{2},\nu}$	$\lvert t\rvert\geqslant t_{\frac{\alpha}{2},\nu}$
	单侧	$H_0:\mu_x\geqslant\mu_y$ $H_1:\mu_x<\mu_y$		$t_{\alpha,\nu}$	$t\leqslant -t_{\alpha,\nu}$
		$H_0:\mu_x\leqslant\mu_y$ $H_1:\mu_x>\mu_y$			$t\geqslant t_{\alpha,\nu}$
两总体方差已知	双侧	$H_0:\mu_x=\mu_y$ $H_1:\mu_x\neq\mu_y$	$z\approx\dfrac{\overline{x}-\overline{y}}{\sqrt{\dfrac{\sigma_1^2}{n_x}+\dfrac{\sigma_2^2}{n_y}}}$	$z_{\frac{\alpha}{2}}$	$\lvert z\rvert\geqslant z_{\frac{\alpha}{2}}$
	单侧	$H_0:\mu_x\geqslant\mu_y$ $H_1:\mu_x<\mu_y$		z_α	$z\leqslant -z_\alpha$
		$H_0:\mu_x\leqslant\mu_y$ $H_1:\mu_x>\mu_y$			$z\geqslant z_\alpha$
两总体方差未知且 n_x、n_y 均$\geqslant30$	双侧	$H_0:\mu_x=\mu_y$ $H_1:\mu_x\neq\mu_y$	$z\approx\dfrac{\overline{x}-\overline{y}}{\sqrt{\dfrac{s_1^2}{n_x}+\dfrac{s_2^2}{n_y}}}$	$z_{\frac{\alpha}{2}}$	$\lvert z\rvert\geqslant z_{\frac{\alpha}{2}}$
	单侧	$H_0:\mu_x\geqslant\mu_y$ $H_1:\mu_x<\mu_y$		z_α	$z\leqslant -z_\alpha$
		$H_0:\mu_x\leqslant\mu_y$ $H_1:\mu_x>\mu_y$			$z\geqslant z_\alpha$

（五）单因素方差分析

实际工作中常常会遇到两个以上样本均数的比较，如何处理此类数据？方差分析的基本思想就是把全部观察值间的变异——总变异按设计和需要分解成两个或多个组成部分，再作分析。

方差分析的应用条件：各样本均数具有可比性（独立性）；各样本服从正态分布；各样本具有方差齐性。

判断方差齐性与否，过去做法是：在各资料服从正态分布的基础上，两个总体方差齐性用 F 检验，多个总体方差齐性采用 Bartlett 检验。而现在的做法通常是采用 SPSS 软件进行方差齐性 Levene 检验，此法适用于任意分布的两组或多组资料（方差分析中自由度一般用 df 表示）。

常用方差分析包括：单因素方差分析（表 3－6、表 3－7）、双因素方差分析（表 3－8、表 3－9）。此类分析一般采用 SPSS 或 Excel 软件统计分析功能完成。

表 3－6　单因素方差分析实验数据表（n 相等时）

实验号	因素 A			
	A_1	A_2	…	A_k
1	x_{11}	x_{12}	…	x_{1k}
2	x_{21}	x_{22}	…	x_{2k}
…	…	…	…	…
n	x_{n1}	x_{n2}	…	x_{nk}

表 3－7　单因素方差分析（n 相等时）

Source(方差来源)	SS(离差平方和)	df(自由度)	MS(均方)	F 值	P 值
因素 A(组间)	SS_A	$k-1$	$MS_A=\frac{SS_A}{k-1}$	$F=\frac{MS_A}{MS_E}$	$F\geqslant F\alpha$,则 $P\leqslant\alpha$
误差 E(组内)	SS_E	$n-k$	$MS_E=\frac{SS_E}{n-k}$		$F<F\alpha$,则 $P>\alpha$
总变异 T	SS_T	$n-1$		Fcrit 临界值:$F_{\alpha(k-1,n-k)}$	

表 3－8　双因素方差分析实验数据表

因素 A	因素 B			
	B_1	B_2	…	B_k
A_1	x_{11}	x_{12}	…	x_{1k}
A_2	x_{21}	x_{22}	…	x_{2k}
…	…	…	…	…
A_n	x_{n1}	x_{n2}	…	x_{nk}

表 3－9　双因素方差分析（无重复实验）

Source(方差来源)	SS(离差平方和)	df(自由度)	MS(均方)	F 值	P 值
因素 A(组间)	SS_A	$n-1$	$MS_A=\frac{SS_A}{n-1}$	$F_A=\frac{MS_A}{MS_E}$	$F_A\geqslant F_{A\alpha}$,则 $P\leqslant\alpha$
因素 B(组内)	SS_B	$k-1$	$MS_B=\frac{SS_B}{k-1}$	$F_B=\frac{MS_B}{MS_E}$	$F_B\geqslant F_{B\alpha}$,则 $P\leqslant\alpha$
误差 E	SS_E	$(n-1)(k-1)$	$MS_E=\frac{SS_E}{(n-1)(k-1)}$		
总变异 T	SS_T	k_n-1		Fcrit 临界值: $F_{A\alpha[n-1,(n-1)(k-1)]}$ $F_{B\alpha[k-1,(n-1)(k-1)]}$	

方差分析完成后的组间比较：①在研究设计阶段未预先考虑或预料到，经假设检验得出多个总体均数全不等的提示后，才决定的多个均数的两两事后比较。这类情况常用于探索性研究，往往涉及每两个均数的比较。可采用 SNK(Students-Newman-Keuls)法、Bonfferonit 检验；②在设计阶段就根据研究目的或专业知识而计划好的某些均数间的两两比较。它常用于事先有明确假设的证实性研究，如多个处理组与对照组的比较，某一对或某几对在专业上有特殊意义的均数间的比较等。可采用 Dunnett-t 检验、LSD-t 检验等，也可用 Bonfferonit 检验。

二、实训用物

计算器；计算机；SPSS 与 Excel 软件。

三、实训要点

（一）总体方差已知时 μ 值的双侧 Z 检验

【案例 3-1】 已知某制药企业生产一种药品，其溶解度服从正态分布 $X \sim N(2.50, 0.64)$，现从该企业生产的某批次这种药品中随机抽取 6 份，测得溶解度如下（单位：g）：2.56、1.66、1.64、2.01、1.87、1.03。试问：该批次药品溶解度是否仍为 2.50 g？（显著性水平 $\alpha = 0.05$）

检验假设 $H_0: \mu = \mu_0$；$H_1: \mu \neq \mu_0$

利用 Excel 软件菜单进行数据处理比较快捷，操作过程见图 3-1 和图 3-2。

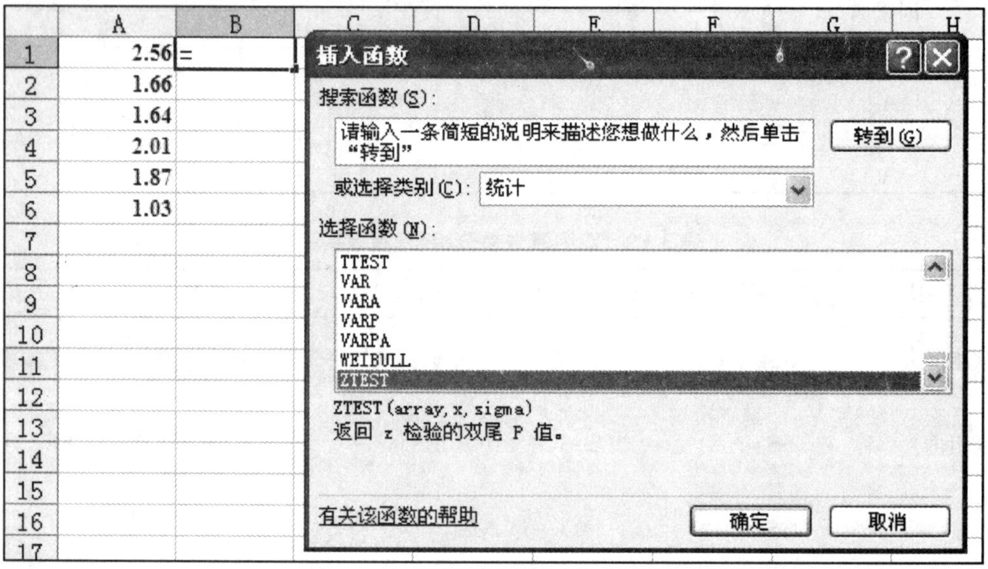

图 3-1　选择 Excel 函数 ZTEST

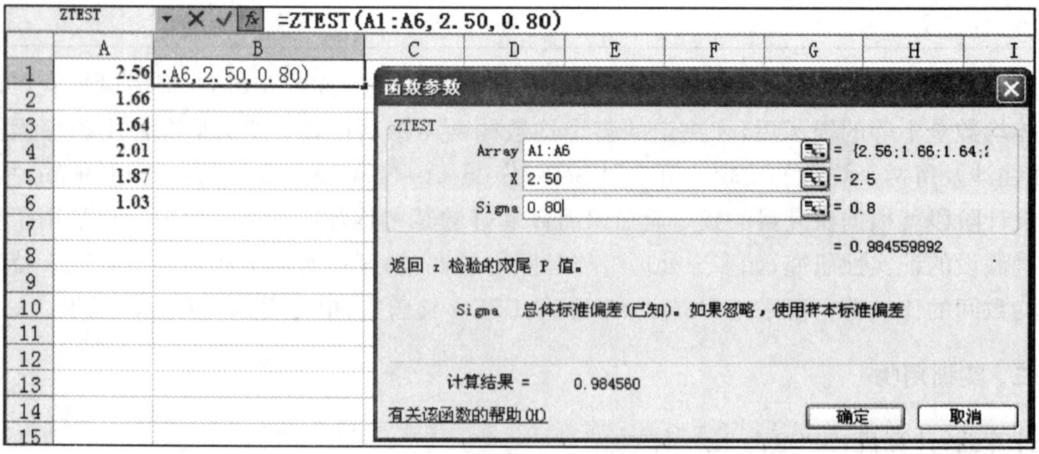

图 3-2　填写函数参数 ZTEST

由于 Z 检验的双尾 P 值大于 0.50，此时所求概率为 $1-P=1-0.9846=0.0154$。

即 $P<0.05$，可以认为该批次药品溶解度不是 2.50 g。

（二）总体方差已知时 μ 值的单侧检验

【案例 3-2】 某药厂生产药品的日产量服从正态分布 $N(\mu,\sigma^2)$，根据长期资料可知，日均产量为 80 kg，标准差为 4 kg。现经过工艺改造后，进行了一个月（30 天）的试运行，检查发现日均产量为 84 kg。假定标准差不变，能否认为工艺革新提高了日产量？（$\alpha=0.05$）

本题应检验：$H_0:\mu\leqslant 80$；$H_1:\mu>80$

由题中条件知：$\mu_0=80,\sigma^2=4^2,n=30,\bar{x}=84$

计算检验统计量：

$$z=\frac{\bar{x}-\mu_0}{\sigma/\sqrt{n}}=\frac{84-80}{4/\sqrt{30}}=5.48$$

$$z_\alpha=z_{0.05}=2.33$$

因为 $z>z_\alpha$，所以拒绝 H_0，接受 H_1，可以认为工艺革新提高了日产量。

【案例 3-3】 药厂用自动流水线包装机包装药品，某日随机抽取 9 包，测得质量（单位：mg）如下：49.7、49.8、50.3、50.5、49.7、50.1、49.9、50.5、50.4。若每包药品的质量服从正态分布，问是否可以认为这天每包药品的平均质量为 50.0 mg？（$\alpha=0.05$）

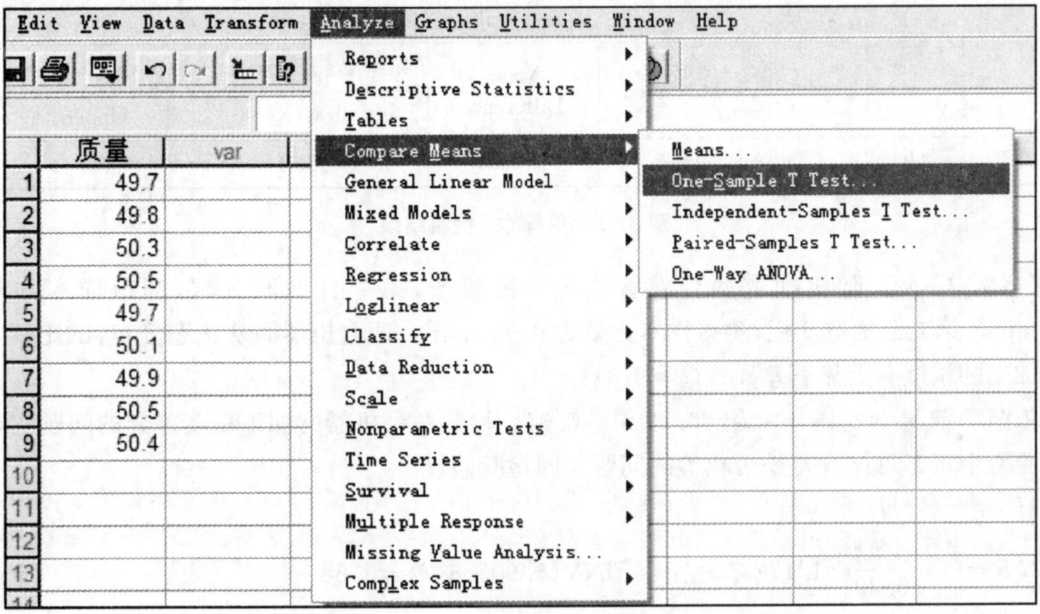

图 3-3　选择单样本 t 检验

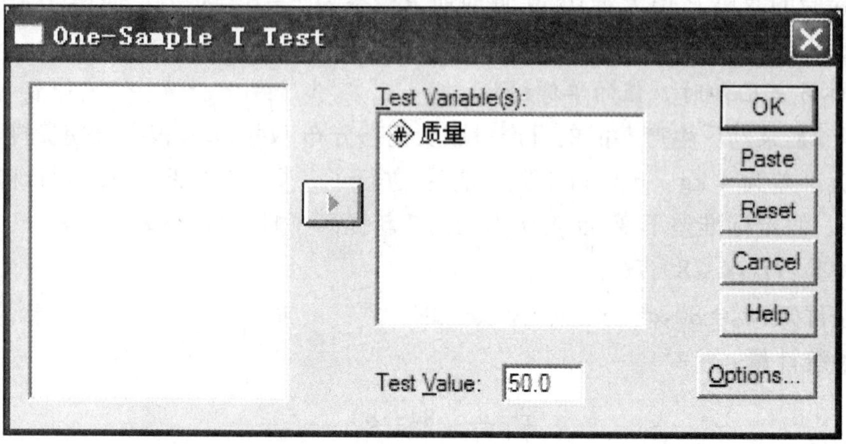

图 3－4　单样本 t 检验数据导入与检验目标值填写

One-Sample Statistics

	N	Mean	Std. Deviation	Std. Error Mean
质量	9	50.100	.335 4	.111 8

One-Sample Test

	Test Value=50.0					
	t	df	Sig. (2-tailed)	Mean Difference	95% Confidence Interval of the Difference	
					Lower	Upper
质量	.894	8	.397	.100 0	−.158	.358

图 3－5　单样本 t 检验结果

【案例 3－4】 随机抽取两台卷管机生产的管子，第一台抽取 8 根，测得样本方差为 0.29 mm^2；第二台抽取 9 根，测得样本方差为 0.34 mm^2。两台机器服从正态分布，试比较两台机器加工的精度有无显著差异。($\alpha=0.01$)

依照题意，$n_1=8, n_2=9, s_1^2=0.29, s_2^2=0.34$。检验两台机器的加工精度差异的问题实际上是检验两个正态总体方差是否相等的问题。即检验假设

$H_0: \sigma_1^2=\sigma_2^2, H_1: \sigma_1^2\neq\sigma_2^2$

$\because F=\dfrac{s_1^2}{s_2^2}=\dfrac{0.34}{0.29}=1.172, F_{\frac{\alpha}{2}(8,7)}=\text{FINV}(0.005,8,7)=8.68$

$\therefore F<F_{\frac{\alpha}{2}}, P>0.01$

即接受 H_0，可认为两台机器加工精度无显著差异。

【案例 3－5】 甲、乙两台包装机包装的葡萄糖质量都服从正态分布，从它们包装的葡萄糖中随机抽取如下样本（单位：g）：

表 3-10　甲、乙两台机器包装葡萄糖质量

甲机	998	1 005	995	1 001	996	1 002
乙机	1 007	990	992	989	1 010	

比较甲、乙两台包装机哪台工作更稳定一些。($\alpha=0.05$)

(1) 分别将甲机数据输入到 B1:G1,乙机数据输入到 B2:F2;

(2) 计算甲乙样本标准差:在 B3,B4 单元格分别插入统计函数 STDEV,求出具体值;再在 C3,C4 单元格分别求出各自的方差 14.7、101.3;

(3) 计算统计量 F:在 C5 单元格输入=C4/C3 得 6.89;

(4) 计算 F 临界值 $F_{\frac{0.05}{2}(6-1,5-1)}$:在 C6 单元格输入=FINV(0.05/2,5,4)=9.36;

(5) 因 $F<F_{\frac{0.05}{2}(6-1,5-1)}$,故 $P>0.05$,还不能认为甲、乙两台包装机工作谁更稳定一些。

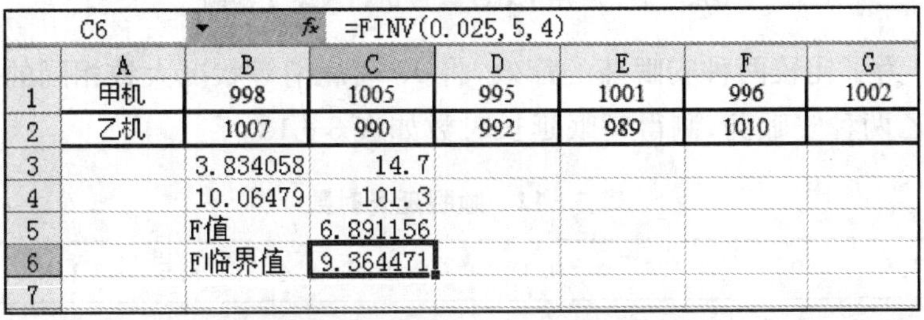
C6　=FINV(0.025,5,4)

	A	B	C	D	E	F	G
1	甲机	998	1005	995	1001	996	1002
2	乙机	1007	990	992	989	1010	
3		3.834058	14.7				
4		10.06479	101.3				
5		F值	6.891156				
6		F临界值	9.364471				
7							

图 3-6　应用 Excel 软件进行方差齐性检验

应用 SPSS 软件,可采用三种方式对两组以上数据进行方差齐性检验:Explore 中 plot 内 levene Test 项设置为 power estimation(同时还可进行正态性检验);独立样本 t 检验及方差分析均自带有方差齐性检验及针对方差齐与不齐的分类统计结果。应注意正确解读统计分析结果。

(三) 两个正态总体参数配对比较

【案例 3-6】测试某批注射液对体温的影响,10 名患者注射药物后,测定其注射前后的体温,得到结果如表 3-11。

表 3-11　注射前后的体温

患者	1	2	3	4	5	6	7	8	9	10
注射前体温	37.8	38.2	38.0	37.6	37.9	38.1	38.2	37.5	38.5	37.9
注射后体温	37.9	39.0	38.9	38.4	37.9	39.0	39.5	38.6	38.8	39.0

设体温服从正态分布,问注射前后体温有无显著差异?($\alpha=0.01$)

(1) 输入数据到 A1:K3。

(2) 计算 $d=x_1-x_2$:在 B4 单元格输入"=B2-B3",得到-0.1,将公式复制到 C4:K4 得到差值 d。

(3) 计算 d 值标准差：在 E6 单元格输入"=STDEV(B5:K5)"得到 0.445。

(4) 计算统计量 t：在 G6 单元格输入"=ABS(B6/(E6/SQRT(K2)))"得到 5.189。

(5) 计算 $t_{\frac{0.05}{2},9}$ 的值：在 J6 单元格输入"=TINV(0.005,9)"得到 3.69。

(6) 因 $|t|>t_{0.005,9}$，$P<0.05$，可认为注射前后体温有显著差异。

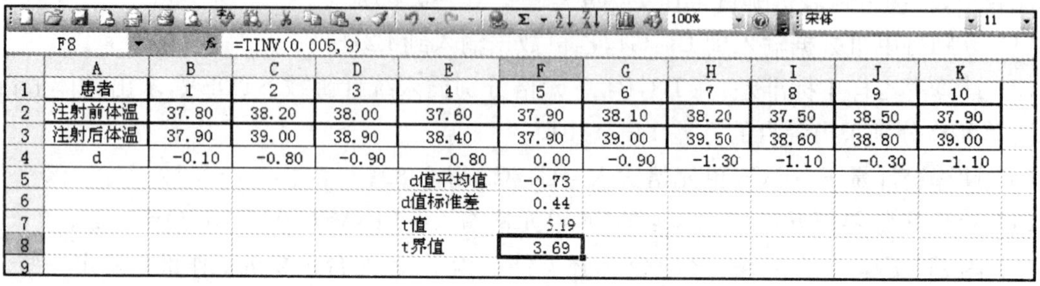
F8 =TINV(0.005, 9)

	A	B	C	D	E	F	G	H	I	J	K
1	患者	1	2	3	4	5	6	7	8	9	10
2	注射前体温	37.80	38.20	38.00	37.60	37.90	38.10	38.20	37.50	38.50	37.90
3	注射后体温	37.90	39.00	38.90	38.40	37.90	39.00	39.50	38.60	38.80	39.00
4	d	-0.10	-0.80	-0.90	-0.80	0.00	-0.90	-1.30	-1.10	-0.30	-1.10
5					d值平均值	-0.73					
6					d值标准差	0.44					
7					t值	5.19					
8					t界值	3.69					
9											

图 3-7 应用 Excel 软件进行配对 t 检验

【案例 3-7】为了比较两种安眠药的疗效，将 20 名病情等状况大致相同的患者随机分成两组，分别服用甲、乙两种安眠药，测得睡眠延长时数如表 3-12。

表 3-12 睡眠延长时数

安眠药甲	1.9	0.8	1.1	0.1	−0.1	4.4	5.5	1.6	4.6	3.4
安眠药乙	0	0.7	−0.2	−1.2	−0.1	2.0	3.7	0.8	3.4	2.4

假定两组睡眠延长时数均服从正态分布，试检验这两种安眠药的疗效有无显著差异(图 3-8 至图 3-10)。($\alpha=0.01$)

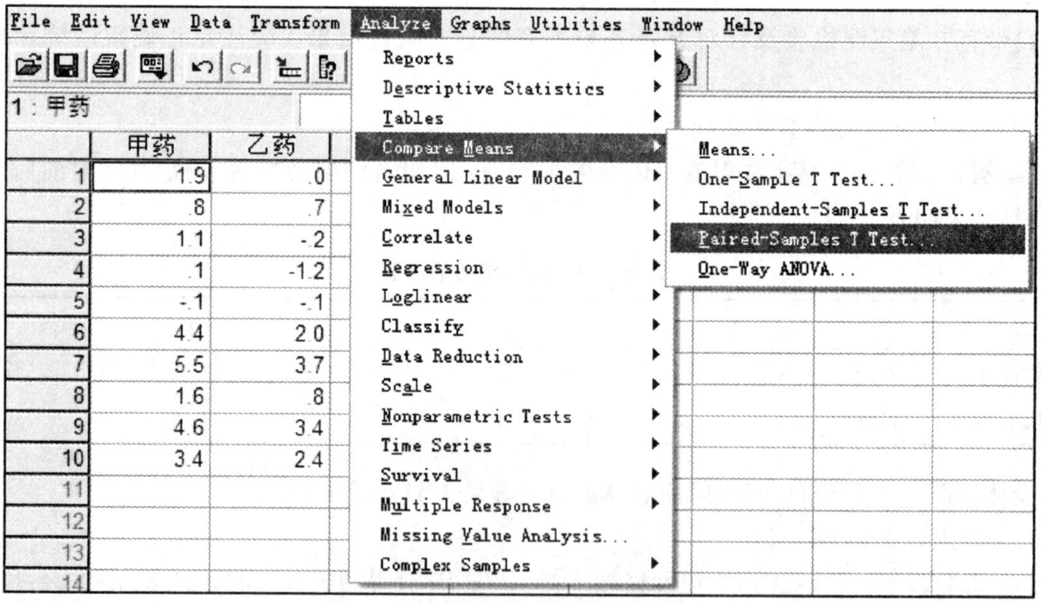

图 3-8 应用 SPSS 软件建立数据库并选择配对 t 检验

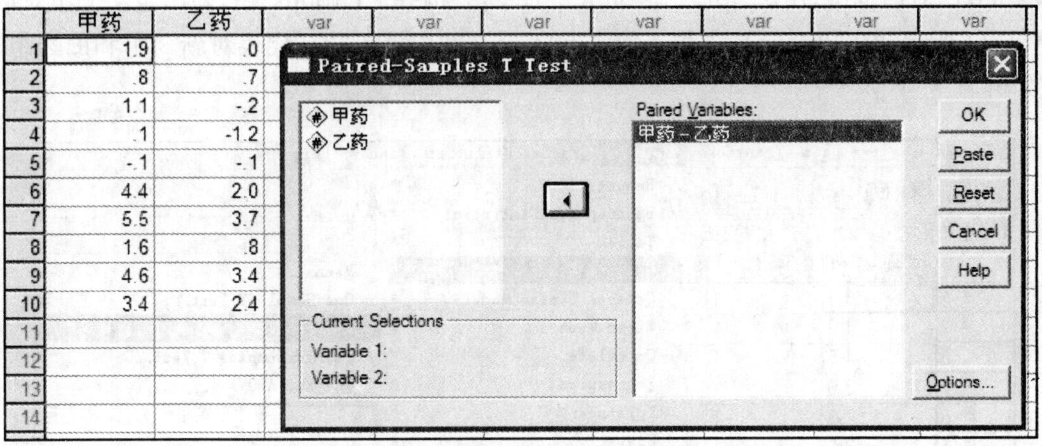

图 3－9　应用 SPSS 软件进行配对 *t* 检验过程

Paired Samples Test

	Paired Differences					t	df	Sig. (2-tailed)
	Mean	Std. Deviation	Std. Error Mean	95% Confidence Interval of the Difference: Lower	95% Confidence Interval of the Difference: Upper			
Pair 1 甲药-乙药	1. 180 0	. 756 9	. 239 4	. 638 6	1. 721 4	4. 930	9	. 001

图 3－10　应用 SPSS 软件进行配对 *t* 检验结果

（四）成组比较的 *t* 检验

【案例 3－8】某医师观察某新药治疗脑炎的疗效，将脑炎病人随机分为新药组和旧药组，得两组的退热天数如表 3－13 所示，请检验两药平均退热天数是否不同。

表 3－13　新药组与旧药组病人退热天数

样本数	1	2	3	4	5	6	7	8	9	10	11	12
新药组	3. 5	4	4. 5	3	2. 5	3. 5	2	3	4	5	2. 5	3. 5
旧药组	6. 5	5. 5	5. 5	5. 5	4. 5	5	6	4. 5	6. 5	4		

（1）建立数据文件：建立数据文件的方法与配对 *t* 检验不同。设计两个变量分别为“分组”和“退热天数”。变量“分组”值取 1 表示新药组数据，取 2 表示旧药组数据；变量“退热天数”表示退热天数数值。建立数据文件，执行 File→Save 命令，以文件名：Data3-8. sav 保存。

（2）执行 Analyze→Compare Means→Independent-Samples T Test 菜单命令，弹出 Independent-Sample T Test 对话框。将对话框中原左边矩形框内 Group 调入中间下部的“Grouping Variable"对话框中，用鼠标选中 group(??)，单击"Define Groups"钮，弹出定义分组对话框，如图 3-11 所示。在"Group1"中填入"1"，在"Group2"中填入"2"，代表对新药组和旧药组进行分组分析。

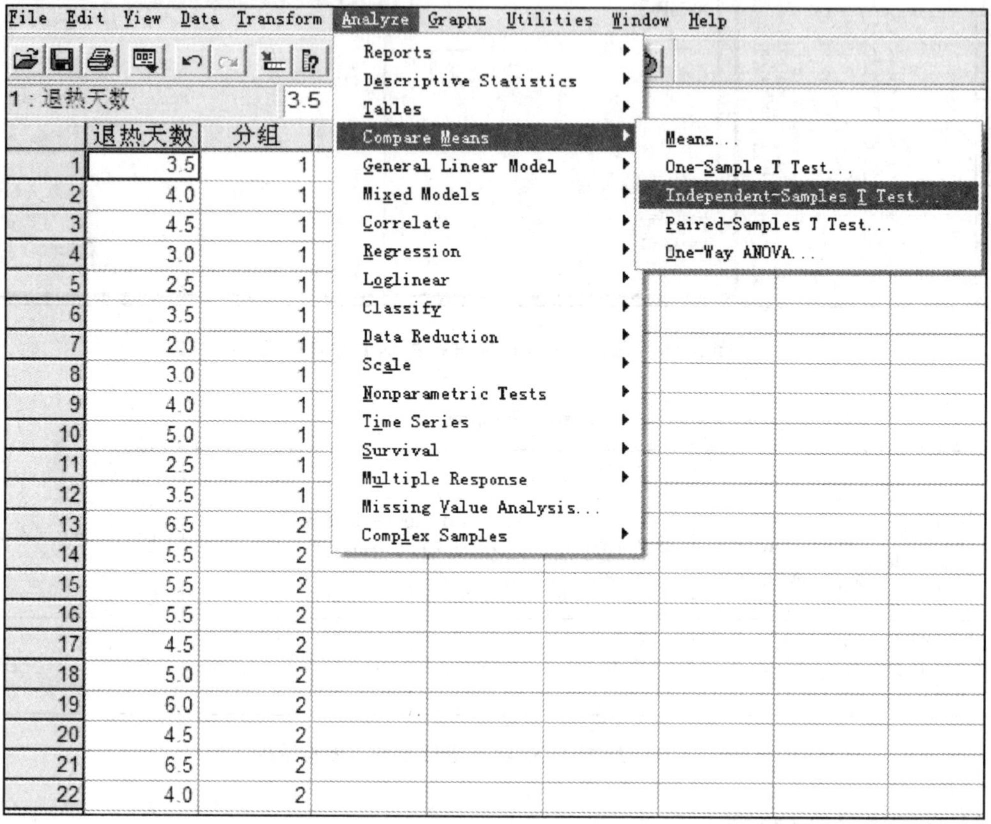

图 3-11　应用 SPSS 软件进行成组 t 检验建库与选择命令

把变量"退热天数"移入"Test Variable(s):"下的对话框，此时"OK"按钮被击活。单击"OK"按钮，得到输出结果，并对结果进行简要分析。

(3) 分组描述统计表计算基本的描述统计量。独立二样本 t 检验结果表输出了 t 检验的两种可能的结果，表格结果输出行的第一行是等方差的 t 检验结果，第二行是异方差的校正 t 检验结果。取哪个检验结果，取决于独立二样本 t 检验结果表中方差齐性检验(Levene's Test for Equality of Variances)项，这里采用的是 F 检验。

本例由于方差齐性检验的显著性水平 Sig. 为 0.998>0.05，故认为两样本方差是相等的，所以选第一行等方差 t 检验的结果。由于 Sig. (2-tailed)为 0.000<0.01，所以认为两样本均值有差别，即两药平均退热天数不等，且差别具有高显著性。

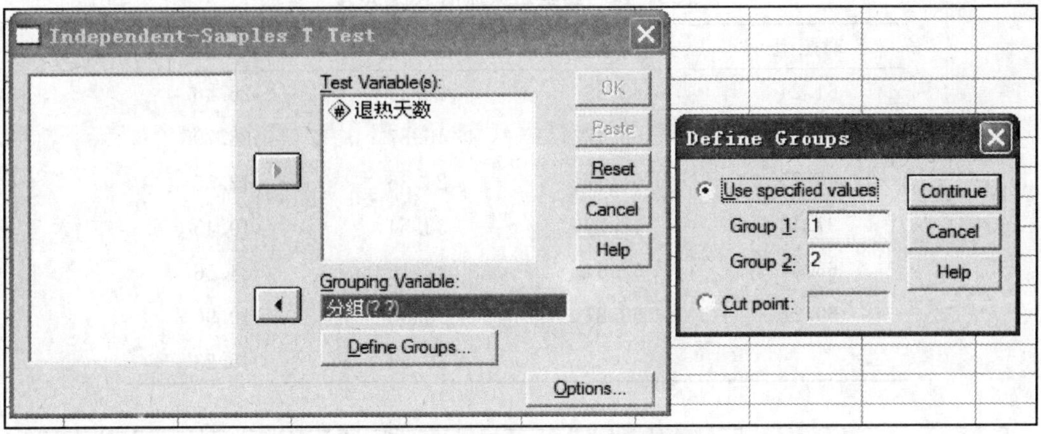

图 3 - 12　应用 SPSS 软件进行成组 t 检验操作过程

Group Statistics

分　组		N	Mean	Std. Deviation	Std. Error Mean
退热天数	1	12	3.417	.874 7	.252 5
	2	10	5.350	.851 5	.269 3

Independent Samples Test

		Levene's Test for Equality of Variances		t-test for Equality of Means						
		F	Sig.	t	df	Sig. (2-tailed)	Mean Difference	Std. Error Difference	95% Confidence Interval of the Difference Lower	Upper
退热天数	Equal variances assumed	.000	.998	−5.224	20	.000	−1.933 3	.370 1	−2.705 3	−1.161 3
	Equal variances not assumed			−5.237	19.470	.000	−1.933 3	.369 1	−2.704 7	−1.162 0

图 3 - 13　应用 SPSS 软件进行成组 t 检验结果

（五）单因素方差分析

【案例 3 - 9】某医药开发单位欲研究甲、乙、丙三种药物对血清转化酶(ACE)的影响，将 26 只白兔随机分为三个实验组和一个对照组，给三个实验组分别使用甲、乙、丙三种不同的药物，对照组不用药。定时测定白兔血清 ACE 浓度数据(μ/ml)如表 3 - 14、图 3 - 14 至图 3 - 19 所示，问四组白兔血清浓度是否有显著差异？($\alpha=0.01$)

表 3-14　四组白兔血清 ACE 浓度

对照组	甲药组	乙药组	丙药组
61.24	82.35	26.23	25.46
58.65	56.47	46.87	38.79
46.79	61.57	24.36	13.55
37.43	48.79	38.54	19.45
66.54	62.54	42.16	34.56
59.27	60.87	30.33	10.96
		20.68	48.23

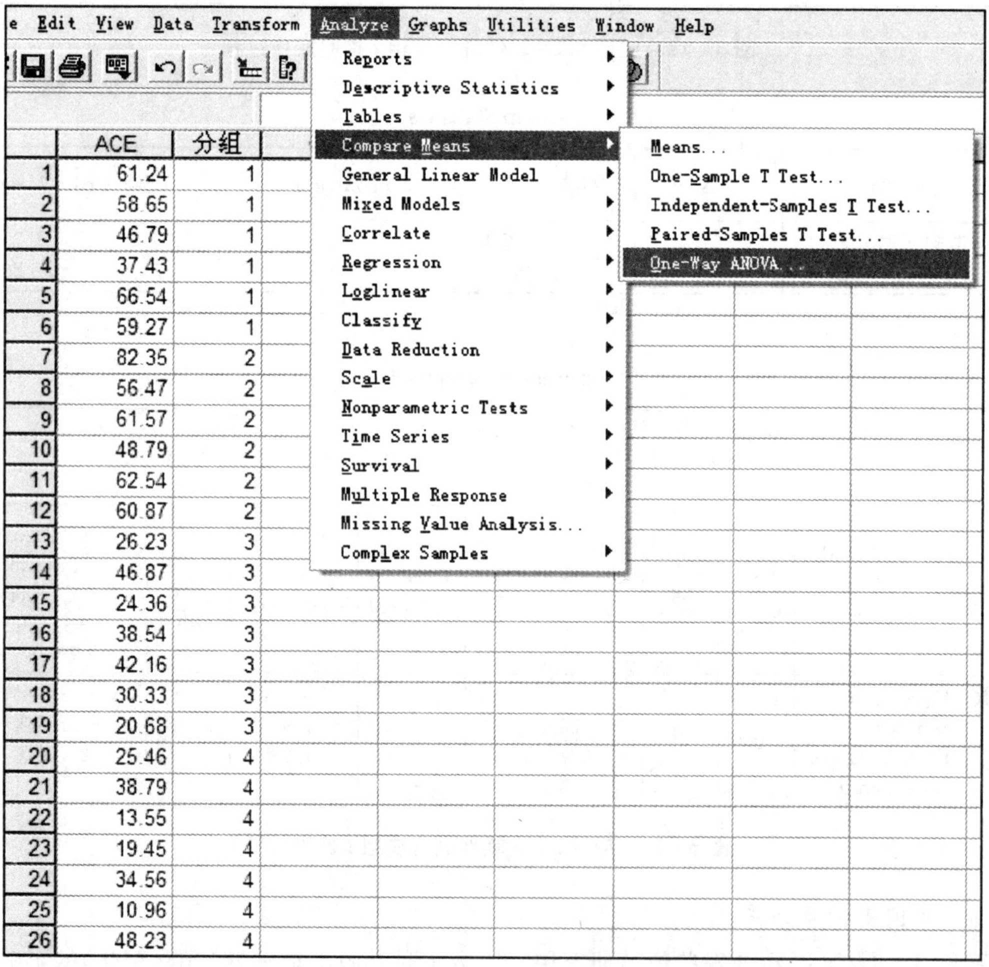

图 3-14　应用 SPSS 软件进行单因素方差分析建库并选择命令

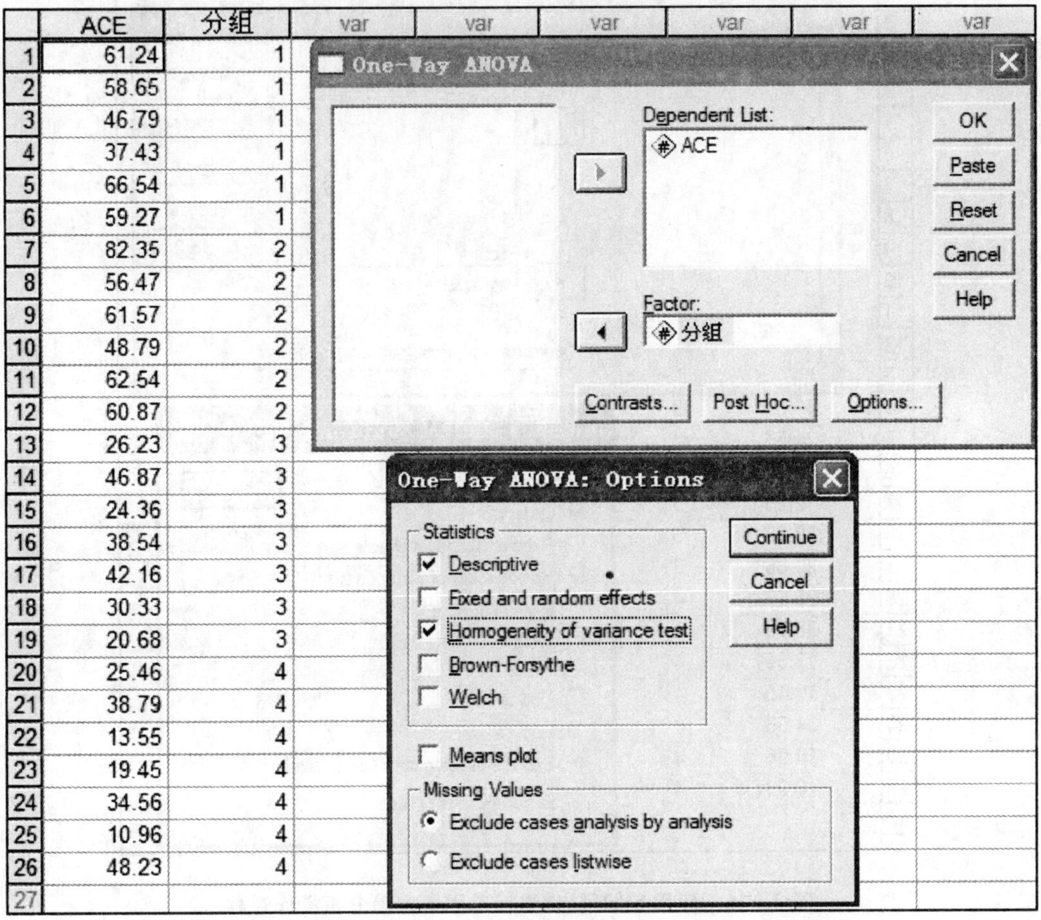

图 3－15　应用 SPSS 软件进行单因素方差分析建库并选择命令

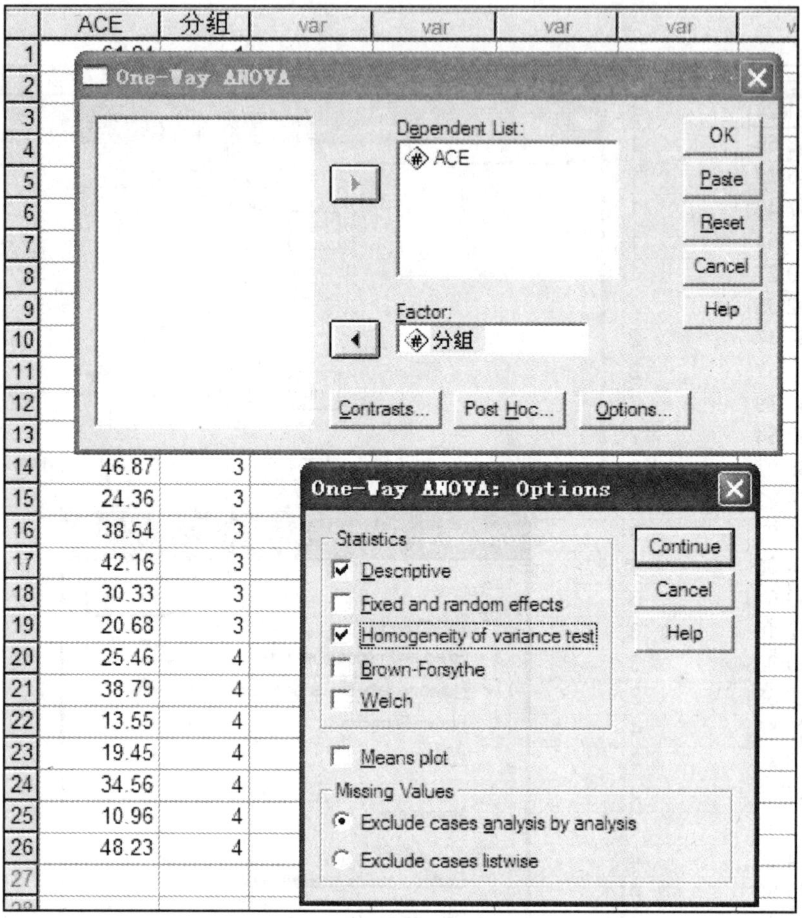

图 3-16　应用 SPSS 软件进行单因素方差分析操作过程

Descriptives

ACE

	N	Mean	Std. Deviation	Std. Error	95% Confidence Interval for Mean		Minimum	Maximum
					Lower Bound	Upper Bound		
1	6	54.986 7	10.768 22	4.396 11	43.686 1	66.287 2	37.43	66.54
2	6	52.098 3	11.143 63	4.549 37	50.403 8	73.792 9	48.79	82.35
3	7	32.738 6	9.881 71	3.734 94	23.599 5	41.877 6	20.68	46.87
4	7	27.285 7	13.807 35	5.218 69	14.516 0	40.055 4	10.96	48.23
Total	26	43.180 0	18.380 19	3.604 65	35.756 1	50.603 9	10.96	82.35

Test of Homogeneity of Variances

ACE

Levene Statistic	df1	df2	Sig.
.621	3	22	.609

ANOVA

ACE

	Sum of Squares	df	Mean Square	F	Sig.
Between Groups	5 515.367	3	1 838.456	13.802	.000
Within Groups	2 930.422	22	133.201		
Total	8 445.789	25			

图 3－17　应用 SPSS 软件进行单因素方差分析产出

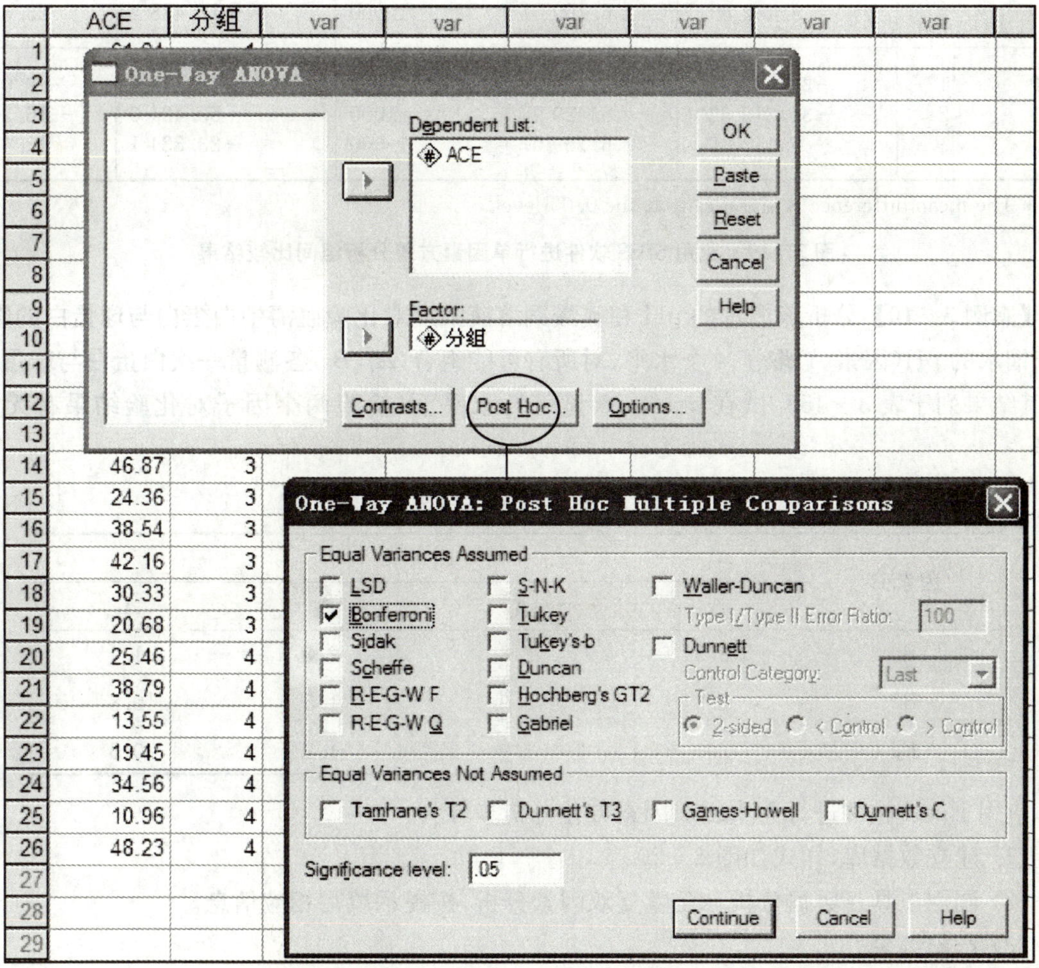

图 3－18　应用 SPSS 软件进行单因素方差分析组间比较操作

Multiple Comparisons

Dependent Variable：ACE
Bonferroni

(I) 分组	(J)分组	Mean Difference (I-J)	Std. Error	Sig.	95% Confidence Interval	
					Lower Bound	Upper Bound
1	2	−7.111 67	6.663 36	1.000	−26.425 7	12.202 3
	3	22.248 10*	6.420 97	.013	3.636 7	40.859 5
	4	27.700 95*	6.420 97	.002	9.089 5	46.312 4
2	1	7.111 67	6.663 36	1.000	−12.202 3	26.425 7
	3	29.359 76*	6.420 97	.001	10.748 3	47.971 2
	4	34.812 62*	6.420 97	.000	16.201 2	53.424 0
3	1	−22.248 10*	6.420 97	.013	−40.859 5	−3.636 7
	2	−29.359 76*	6.420 97	.001	−47.971 2	−10.748 3
	4	5.452 86	6.169 07	1.000	−12.428 4	23.334 1
4	1	−27.700 95*	6.420 97	.002	−46.312 4	−9.089 5
	2	−34.812 62*	6.420 97	.000	−53.424 0	−16.201 2
	3	−5.452 86	6.169 07	1.000	−23.334 1	12.428 4

* The mean difference is significant at the 0.05 level.

图 3-19　应用 SPSS 软件进行单因素方差分析组间比较结果

【案例 3-10】分析蒸馏水的 pH 和硫酸铜溶液浓度对化验血清中白蛋白与球蛋白的影响。对蒸馏水的 pH(因素 A)取了 4 个水平，对所有可能组合(A_i，B_i)各测量一次白蛋白与球蛋白之比，其结果列于表 3-15。试在 $\alpha=0.05$ 显著性水平下，检验两个因子对化验结果有无显著差异。

表 3-15　血清中白蛋白与球蛋白含量之比

因素 B	因素 A			
	A_1	A_2	A_3	A_4
B_1	3.5	2.6	2.0	1.4
B_2	2.3	2.0	1.5	0.8
B_3	2.0	1.9	1.2	0.3

应用 Excel 软件进行无重复双因素方差分析步骤为：

(1) 建立数据库，样式如图 3-20。

(2) 调用工具→数据分析→无重复双因素分析，按提示填写相应信息。

(3) 产出结果。

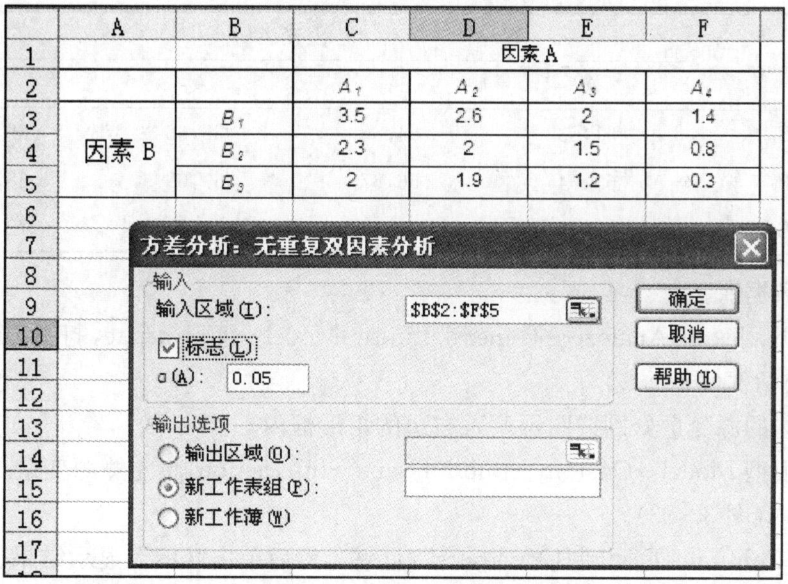

图 3-20　应用 Excel 软件进行无重复双因素方差分析步骤

	A	B	C	D	E	F	G
1	方差分析：无重复双因素分析						
2							
3	SUMMARY	观测数	求和	平均	方差		
4	B1	4	9.5	2.375	0.8025		
5	B2	4	6.6	1.65	0.43		
6	B3	4	5.4	1.35	0.616667		
7							
8	A1	3	7.8	2.6	0.63		
9	A2	3	6.5	2.166667	0.143333		
10	A3	3	4.7	1.566667	0.163333		
11	A4	3	2.5	0.833333	0.303333		
12							
13							
14	方差分析						
15	差异源	SS	df	MS	F	P-value	F crit
16	行	2.221667	2	1.110833	25.8	0.00113	5.143253
17	列	5.289167	3	1.763056	40.94839	0.000217	4.757063
18	误差	0.258333	6	0.043056			
19							
20	总计	7.769167	11				

图 3-21　应用 Excel 软件进行无重复双因素方差分析结果

【案例 3-11】为了考察某化学反应中温度和催化剂对收率的影响，对温度(因素 A)取了 4 个不同水平，催化剂(因素 B)取了 3 个不同水平，对所有可能组合(A_i,B_i)在相同条件下各重复 2 次实验，所得结果见表 3-16。试判断温度、催化剂以及它们的交互作用对实验结果是否有影响？

表 3-16　温度和催化剂联合对收率的影响

因素 B	因素 A			
	A_1	A_2	A_3	A_4
B_1	61,63	64,66	65,66	69,68
B_2	63,64	66,67	67,69	68,71
B_3	65,67	67,68	69,70	72,74

（1）建立数据库。

（2）依次调用菜单 Analyze→General Linear Model→Univariate，打开双因素方差分析"Univariate"对话框(图 3-22)。

（3）将左边的源变量分别按图示调入右边的矩形框内。

（4）单击模型 Model→Custom→Build Terms→Interaction，将左侧源变量及交互项 AB 调入右边矩形框内(图 3-23)。

（5）单击"Continue"返回到"Univariate"对话框，然后单击"OK"，显示结果(图 3-24)。

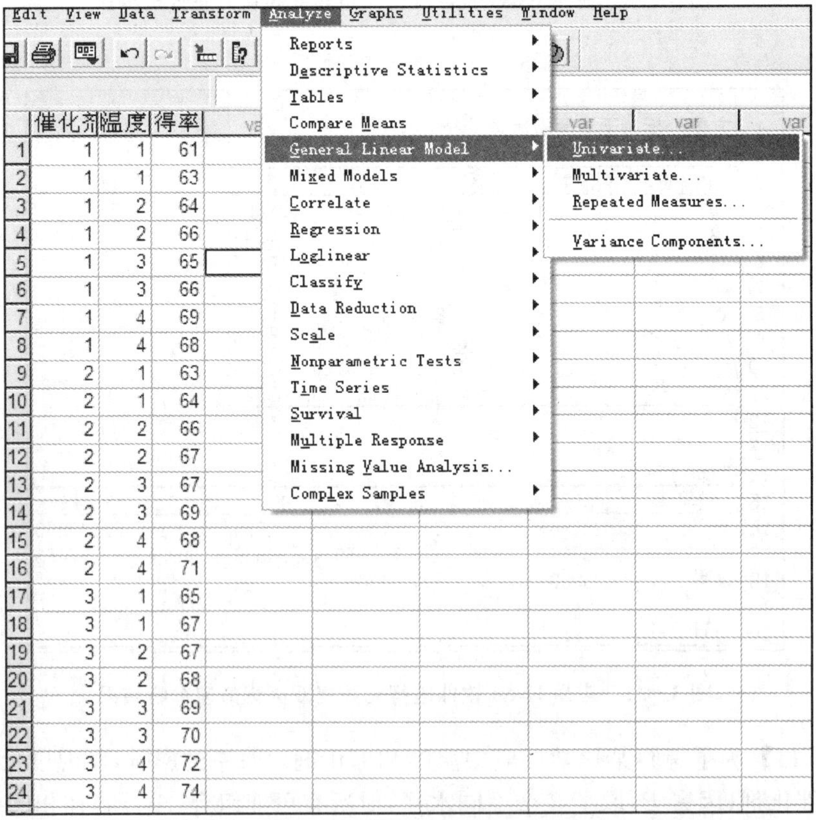

图 3-22　应用 SPSS 软件进行有重复双因素方差分析建库与选择操作命令

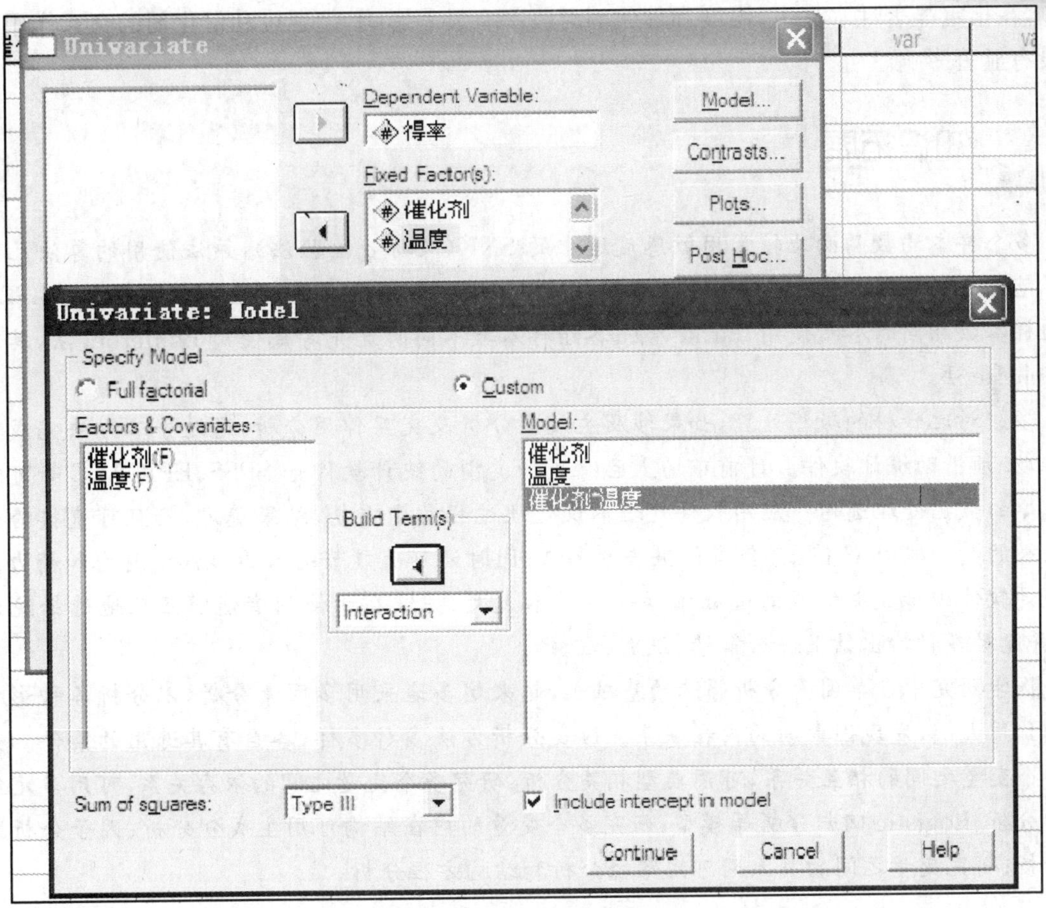

图 3 - 23　应用 SPSS 软件进行有重复双因素方差分析选项确定

Tests of Between-Subjects Effects

Dependant Variable:得率

Source	Type Ⅲ Sum of Squares	df	Mean Square	F	Sig.
Corrected Model	193.458ᵃ	11	17.587	12.060	.000
Intercept	107870.042	1	107870.042	73968.029	.000
催化剂	56.583	2	28.292	19.400	.000
温度	132.125	3	44.042	30.200	.000
催化剂 * 温度	4.750	6	.792	.543	.767
Error	17.500	12	1.458		
Total	108081.000	24			
Corrected Total	210.958	23			

a. R Squared=.917(Adjusted R Squared=.841)

图 3 - 24　应用 SPSS 软件进行有重复双因素方差分析产出

结果显示,A、B 两个因素的 PZHI 值均为 0.000 小于 0.05,$A\times B$ 的值为 0.767 大于 0.05。

所以，在指定显著性水平下，温度和催化剂对收率有显著影响，但温度和催化剂的交互作用对收率没有显著影响。

知识拓展

多个样本均数两两比较常用敏感度适中的 SNK（又称 q 检验法），该法使用的算法已得到世界范围内的普遍认可；多个实验组与一个对照组的均数进行比较可谨慎地考虑选用 LSD 法；各组样本数相同时尽量使用 Turkey 法；各组样本数不同时优先考虑使用 Bonferoni 法，其次考虑 Scheffe 法。

多组对比资料的数据处理，如果涉及主效应分析及交互作用分析，通过手工方法完成非常困难，必须借助统计软件。目前市场上已有多种类型的统计软件如 SPSS、EPICALC 等可供均数或率的数据处理选用。应用软件处理不仅处理过程易于重复，结果稳定，而且可直接给出检验结果的精确概率 P 值，符合当前报告的要求；同时还可有效节约人力、物力、财力和精力。使用统计软件进行数据处理的过程难度一般并不太大，关键在于使用者能够正确地选择统计方法，并能对多种输出结果进行解读、识别和选择。

医学研究中在单因素分析筛选的基础上，越来越多地采用多因素分析，以分析各种影响因素的作用大小，发现因素间的内在联系。该类分析方法多种多样，各自有其选用的条件。如研究多个变量之间的相互关系，可用典型相关分析；研究多个变量之间的依存关系，可用多元线性回归分析、Logistic 回归分析等模型；研究多个变量的内在结构可用主成分分析、因子分析或聚类分析；研究变量之间的关系网可用路径分析和结构方程分析。

实训任务

【任务 3-1】 保健品种中的维生素 C 含量 X 服从正态分布，均值 $\mu=4.40$。随机检测一个批次的 7 包该种保健品，测得维生素 C 平均含量为 $\bar{x}=4.51$，$s=0.11$。

问题：检验该批保健品中的维生素 C 含量均值是否显著提高？($\alpha=0.05$)

【任务 3-2】 药厂生产某种固态圆形药片，其直径 X（单位：mm）服从标准差为 2.4 的正态分布。现在从一批次新生产的该种药片中随机选取 25 片，测得样本标准差为 2.7。

问题：试判断该批药片直径的波动与平时是否有明显变化。($\alpha=0.05$)

【任务 3-3】 某制药车间为提高药物生产的稳定性，在采取措施后试生产了 9 批，测得其收率(%)是：79.2，75.6，74.4，73.5，76.8，77.3，78.1，76.3，75.9。

问题：若已知收率服从正态分布，试推断收率的总体方差与原方差 13 是否有显著的差异？($\alpha=0.05$)

【任务 3-4】 化学卷发剂冷烫液主要成分为巯基乙酸(TGH)，某地实验其对动物肝糖代谢的影响，按 5 mg/kg 涂于大鼠皮肤，每周一次，10 周后测其血糖，得资料见表 3-17：

表 3-17　巯基乙酸对动物肝糖代谢的影响对照表

动物对	1	2	3	4	5	6	7	8	9	10
染毒组	6.66	7.87	7.16	6.35	7.05	6.48	6.95	6.28	7.23	6.38
对照组	7.21	8.3	7.65	6.27	7.13	6.87	7.43	6.13	7.7	6.28

问题：利用 SPSS 软件进行数据分析，经巯基乙酸染毒和未染毒的大鼠的血糖值是否不同？

【任务 3-5】 某药厂生产复合维生素，要求每 50 g 维生素中含铁 2 400 mg，现从某次生产过程中抽取 5 份试样，测得铁的含量(mg/50 g)分别为：2 372、2 409、2 395、2 399、2 411。

问题：这批产品的平均含铁量是否合格？($\alpha=0.05$)

【任务 3－6】 10 个失眠患者，服用甲、乙两种安眠药，以 $L_{甲}$ 和 $L_{乙}$ 分别表示使用两种安眠药后的患者睡眠延长的小时数。统计结果见表 3－18。

表 3－18　两种安眠药用后患者睡眠延长小时数统计

病例号	1	2	3	4	5	6	7	8	9	10
$L_{甲}$	1.9	08	1.1	0.1	−0.1	4.4	5.5	1.6	4.6	3.4
$L_{乙}$	0.7	−1.6	−0.2	−1.2	−0.1	3.4	3.7	0.8	0.0	2.0

问题：这两种安眠药的疗效有无显著差异？（$\alpha=0.05$）

【任务 3－7】 某实验室用紫外可见分光光度法测定催化剂中钯含量(%)，根据长期经验可知，在正常情况下，该催化剂中钯含量服从标准差 $\sigma=0.18$ 的正态分布。分光光度计进行检修后，用它测定同样的钯催化剂中测得的钯含量(%)分别为 3.73、3.59、3.61、3.63、3.16、3.44。

问题：仪器经过检修后稳定性是否发生了显著变化？（$\alpha=0.10$）

【任务 3－8】 某药厂生产补血剂，要求铁含量为 7.82%，从一批产品中随机抽样进行分析，结果为：7.74%；7.36%；7.79%；7.78%；7.84%。

问题：此批产品是否合格？（置信度为 95%）

【任务 3－9】 从甲、乙两家药厂生产的复方维生素片中抽取容量为 10 和 8 的两组产品，测量其中某成分的含量，得到如表 3－19 中数据：

表 3－19　甲、乙两厂生产的复方维生素片中某成分含量

甲厂(%)	1.08	1.10	1.12	1.14	1.15	1.25	1.36	1.38	1.40	1.42
乙厂(%)	1.11	1.12	1.18	1.22	1.22	1.35	1.36	1.38		

问题：试判断两药厂生产的复方维生素片中该成分含量的变异程度(即该成分含量的方差)是否有显著性差异。($\alpha=0.05$)

【任务 3－10】 随机选择了 8 名肥胖儿童实验一种减肥方案，减肥前后的体重见表 3－20。

表 3－20　一种减肥方案的实验数据

减肥前	45	55	54	48	56	53	62	49
减肥后	43	48	50	47	50	47	59	46

问题：根据实验结果，在 5%的显著性水平下，能否认为减肥方案有效？

【任务 3－11】 实验室有两瓶 NaBr，标签上未标明出厂批号，为了判断这两瓶试剂含 NaBr 的质量分数是否有显著性差异，某分析化学工作者用发扬斯法测定这两瓶试剂含 NaBr 的质量分数，结果如下：

A 瓶：60.52%，60.41%，60.43%，60.45%，61.32%；

B 瓶：60.15%，60.15%，60.05%，60.08%，60.12%。

问题：(1) 在 95%的置信度下，用 Q 检验法判断 A 瓶的测定值 61.32%是否应该舍弃？

(2) 两组数据的精密度是否存在差异？

(3) 两瓶试剂含的质量分数是否存在显著性差异？

【任务 3-12】某企业在制定某商品的广告策略时，收集了该商品在不同地区采用不同广告形式促销后的销售额数据。广告形式和地区对销售额的影响见表 3-21。

表 3-21　某药品经营企业广告形式和地区对药品销售额的影响

广告形式	1	2	4	3	1	2	4	3	1	2	4	3
地区	10	10	10	10	11	11	11	11	12	12	12	12
销售额	60	94	100	64	61	54	61	40	70	68	67	66
广告形式	1	2	4	3	1	2	4	3	1	2	4	3
地区	4	4	4	4	5	5	5	5	6	6	6	6
销售额	77	90	80	76	75	77	87	57	72	60	62	52
广告形式	1	2	4	3	1	2	4	3	1	2	4	3
地区	7	7	7	7	8	8	8	8	9	9	9	9
销售额	52	76	33	70	33	81	78	75	69	63	73	40
广告形式	1	2	4	3	1	2	4	3	1	2	4	3
地区	1	1	1	1	2	2	2	2	3	3	3	3
销售额	75	69	63	52	57	51	67	61	76	100	85	61

* 广告形式中，1 代表报纸，2 表示广播，3 表示宣传品，4 表示体验。

问题：分析广告形式和地区是否影响商品销售额。

【任务 3－13】在抗癌药物筛选实验中，考虑用 5 种共 20 只小鼠进行实验，以用药后的瘤种(g)为指标，分别观察甲、乙、丙、丁四种药物对小鼠肉瘤(5180)的抑瘤效果。实验结果见表 3－22。

表 3－22　两种药物实验后结果

小鼠种类	用药种类			
	甲	乙	丙	丁
种 1	0.8	0.36	0.17	0.26
种 2	0.74	0.5	0.42	0.36
种 3	0.31	0.2	0.38	0.25
种 4	0.48	0.18	0.44	0.22
种 5	0.76	0.76	0.26	0.13

问题：试问不同药物间以及不同小鼠间的抑瘤效果有无显著差异？

【任务 3－14】为考察中药黄根对心脏功能的影响，配制每 100 ml 含黄根 1 g，1.5 g，3 g，5 g 的药液，用来测定大鼠离体心脏在药液中 7～8 分钟内心脏冠脉血流量，得到数据见表 3－23。

表 3－23　不同剂量药液对心脏冠脉血流量影响

剂　量	1 g/100 ml	1.5 g/100 ml	3 g/100 ml	5 g/100 ml
	6.2	6.4	2.0	0.2
	6.0	5.4	1.2	0.2
	6.8	0.8	1.7	0.5
冠脉血流量	1.0	0.8	3.2	0.5
	6.0	1.1	0.5	0.4
	6.4	0.3	1.1	0.3
	12.0	1.0	0.5	

问题：试比较不同剂量对心脏冠脉血流量是否有显著影响？

【任务 3-15】 用两组豚鼠做支管灌流实验，记录流速（滴/分钟）见表 3-24。

表 3-24　豚鼠灌流实验的流速结果

对照组	46	30	38	48	60	46	26	58	46	48	44	48
用药组	54	46	50	52	52	58	64	56	36	58		

假定豚鼠灌流实验的流速服从正态分布，试检验用药能否影响灌流的流速。（$\alpha=0.05$）

【任务 3-16】 某种药物合成实验中，仅考虑温度 A 的不同水平：A_1（0 ℃）、A_2（15 ℃）、A_3（30 ℃）、A_4（45 ℃）、A_5（60 ℃）对收率的影响。每一水平做 4 次实验，得数据见表 3-25。

表 3-25　不同温度对药物合成收率的影响

实验次数	温度				
	A_1（0 ℃）	A_2（15 ℃）	A_3（30 ℃）	A_4（45 ℃）	A_5（60 ℃）
1	95	43	65	61	99
2	88	78	83	73	50
3	98	32	86	42	54
4	94	65	82	41	96

问题：不同温度对收率是否有显著影响？

【任务 3－17】为研究中药莪术对肿瘤重量的影响，以便选定最佳抑癌作用剂量，今先将一批小白鼠致癌，然后随机分成四组(每组 10 只)分别实施三种剂量的药物注射及适量的生理盐水注射。经过相同的实验期后，测定四组鼠的肿瘤重量见表 3－26。

表 3－26　四种处理方式下小白鼠肿瘤重量

适量生理盐水	剂量 1	剂量 2	剂量 3
3.6　4.5	3.0　2.3	0.4　1.7	3.3　1.2
4.2　4.4	2.4　1.1	2.3　4.5	0.0　2.7
3.7　5.6	4.0　3.7	3.6　1.3	3.0　3.2
7.0　4.1	2.7　1.9	3.2　3.0	0.6　1.4
5.0　4.5	2.6　1.3	2.1　2.5	1.2　2.1

问题：试判断药物的不同剂量对肿瘤的抑制作用是否有差别。

【任务 3－18】用四种抗凝剂(A_1、A_2、A_3、A_4)和三种不同方法(B_1、B_2、B_3)，对一血标本作红细胞沉降速度测定，每种各作 2 次。数据见表 3－27。

表 3－27　四种抗凝剂与三种方法处理方式下红细胞沉降速度测定结果

抗凝剂/方法	B_1	B_2	B_3
A_1	15 12	11 14	13 13
A_2	16 14	17 15	13 15
A_3	16 14	17 15	13 15
A_4	16 14	12 13	17 16

问题：用四种抗凝剂和三种不同方法所作血沉值之间是否有明显差别？

实训项目四　医药计数资料的统计描述

实训目标

1. 能够正确区分率与比的差别。
2. 熟练进行常用率的计算与率的区间估计。
3. 能对内部构成不同的率进行标准化处理。
4. 能够完成随机事件的概率基本计算。

实训内容

1. 率、构成比与相对比的计算。
2. 常用率(发病率、患病率、病死率)的计算。
3. 率的标准化法。
4. 频率与概率计算及联系。

实训指导

一、实训基础

(一) 相对数应用须知

(1) 注意率与构成比的正确应用，不能以构成比代替率。构成比只能说明某事物内部各组成部分的比重和分布，不能说明事物某一部分发生的强度与频率。要避免“以比代率”，“比”、“率”误用。临床研究报告中，常用病人的资料或以医院为单位获得的资料来分析疾病与年龄、性别、职业等因素的关系，此时缺乏社区资料信息，所计算的相对数一般都是构成比。

(2) 使用相对数时，分母不宜太小。分母过小相对数不稳定，给人的感觉不可信。在观察例数较小时，应直接用绝对数表示。必须用相对数时，应同时列出其可信区间。但动物实验可例外，因为动物实验可以周密设计，精选对象，严格控制实验条件，例如毒理实验中，每组用 10 只小白鼠也可以观察反应率或死亡率。

(3) 总率不等于简单的率的相加。对于观察单位数不等的几个率，不能直接相加求其总率，应该用有关的分子分母各自原始合计数按公式进行计算。

(4) 要注意资料的可比性。用以比较的资料应是同质的，除了要比较的处理因素外，其他条件如年龄、性别、病情、病程等都应基本相同。对于不同时期、地区、条件下的资料应注意是否齐同。

(5) 要注意使用率的标准化。对于内部构成不同的资料应先进行标准化后再做相对高低的比较。

(6) 要考虑抽样误差。比较两个样本率或构成比时，应考虑存在抽样误差，对于可比的样本之间率的差异应做假设检验。

(二) 计数资料大样本总体率的区间估计(正态近似法)

计数资料小样本总体率的区间估计可用查表法。这里主要介绍大样本总体率的区间估计。

当样本含量 n 足够大(如 $n>50$)，样本率 p 和 $1-p$ 均不太小，np 和 $n(1-p)$ 均大于 5 时，样本率 p 的抽样分布近似正态分布。则总体率的可信区间按下列公式估计：

$$\left(p - z_{\alpha/2}\cdot\sqrt{\frac{p(1-p)}{n}},\ p + z_{\alpha/2}\cdot\sqrt{\frac{p(1-p)}{n}}\right)$$

总体率的 95%可信区间为 $p\pm1.96s_p$ 或$(p-1.96s_p, p+1.96s_p)$

总体率的 99%可信区间为 $p\pm2.58s_p$ 或$(p-2.58s_p, p+2.58s_p)$

(三) 随机事件的频率与概率

1. 频率　设在 n 次重复实验中，如果事件 A 发生了 m 次，则称 $f_n(A)=\frac{m}{n}$ 为事件 A 的频率。

2. 统计概率　在相同条件下，重复进行 n 次实验，当 n 很大时事件 A 发生的频率稳定在某个常数 p 附近，则称该常数 p 为事件 A 的统计概率，记作 $P(A)=p$。

3. 古典概率　如果随机实验中只有 n 个等可能结果，其中导致事件 A 出现的结果有 m 种，该事件出现的可能性大小可用 $\frac{m}{n}$ 表示，称它为事件 A 的概率，记作 $P(A)=\frac{m}{n}=\frac{A\text{所包含的基本事件数}}{\text{基本事件总数}}$。

(四) 概率的部分运算法则

1. 一般加法公式

对于任意两个事件 A、B，有 $P(A\cup B)=P(A)+P(B)-P(AB)$。

2. 互不相容事件加法公式

两个互不相容(互斥)事件之和的概率等于它们概率的和，即：如果 A、B 互不相容，那么 $P(A+B)=P(A)+P(B)$。

3. 对立事件公式

对任意事件 A 及其对立事件 $\overline{A}$，有 $P(\overline{A})=1-P(A)$。

4. 事件的独立性相关公式

若 A、B 相互独立，则 $P(AB)=P(A)P(B)$。

5. 事件之差公式

对任意两个事件 A、B，有 $P(A-B)=P(A)-P(AB)$

当 $B\subset A$ 时，有 $P(A-B)=P(A)-P(B)$

6. 条件概率

设 A、B 是任意两个随机事件，且 $P(A)>0$，则称事件 A 发生的条件下事件 B 发生的概率为条件概率，记作 $P(B|A)=\dfrac{P(AB)}{P(A)}$。

7. 乘法公式

设 A、B 是任意两个事件，若 $P(A)>0$，则 $P(AB)=P(A)P(B|A)$；或若 $P(B)>0$，则 $P(AB)=P(B)P(A|B)$。

（五）离散型随机变量的数学期望（或总体均数）与方差

设离散型随机变量 X 的概率分布是 $P(X=x_k)=p_k(k=1,2,\cdots)$，则称和数 $\sum x_k p_k(k=1,2,\cdots)$ 为随机变量 X 的数学期望（或总体均数），记为 $E(X)$。

当离散型随机变量 X 的概率分布为 $P(X=x_k)=p_k(k=1,2,\cdots)$ 时，其方差为 $D(X)=E[X-E(X)]^2=\sum[x_k-E(X)]^2p_k$。

二、实训用物

计算器；计算机；Excel 软件。

三、实训要点

【案例 4－1】在“锑剂短程疗法治疗血吸虫病病例的临床分析”一文中，根据下表资料认为“其中 10～岁组死亡率最高，其次为 20～岁组”，问这种说法是否正确？

表 4－1　锑剂治疗血吸虫不同性别死亡者年龄分布

年龄组	男	女	合　计
0～	3	3	6
10～	11	7	18
20～	4	6	10
30～	5	3	8
40～	1	2	3
50～	5	1	6
合计	29	22	51

分析与结果：不正确，此为构成比替代率来下结论，正确的计算是用各年龄段的死亡人数除各年龄段的调查人数得到死亡率。

【案例 4-2】某研究根据以下资料说明沙眼 20 岁患病率最高，年龄大的反而患病率下降，你同意吗？说明理由。

表 4-2　某研究资料沙眼病人的年龄分布

年龄组	沙眼人数	构成比(%)
0～	47	4.6
10～	198	19.3
20～	330	32.1
30～	198	19.3
40～	128	12.4
50～	80	7.8
60～	38	3.7
70～	8	0.8
合计	1 027	100.0

分析与结果：不正确，此为构成比替代率来下结论，正确的计算是用各年龄段的沙眼人数除各年龄段的调查人数得到患病率。

【案例 4-3】某年甲、乙两个股份制制药公司包装车间工人手外伤患病率(%)如表 4-3、表 4-4，试比较两个制药公司的工人手外伤的患病率。

表 4-3　两个制药公司的工人手外伤患病率情况

工龄(年)	甲公司			乙公司		
	检查人数	手外伤人数	患病率(%)	检查人数	手外伤人数	患病率(%)
<6	14 026	120	0.86	992	2	0.20
6～	4 285	168	3.92	1 905	8	0.42
10～	2 542	316	12.43	1 014	117	11.54
合计	20 853	604	2.90	3 911	127	3.25

分析与结果：采用合并人口(标准构成)与原患病率计算标准化率进行比较。

表 4-4　某年两个制药公司包装车间工人手外伤标准化患病率

工龄(年)	标准构成	甲公司		乙公司	
		原患病率(%)	预期患病人数	原患病率(%)	预期患病人数
<6	15 018	0.86	129	0.20	30
6～	6 190	3.92	243	0.42	26
10～	3 556	12.43	442	11.54	410
合计	24 764(N)	—	814$(\sum N_i p_i)_{甲}$	—	466$(\sum N_i p_i)_{乙}$

$$甲公司手外伤患病率 = (\sum N_i p_i)_{甲} / N = \frac{814}{24\ 764} \times 100\% = 3.29\%$$

$$乙公司手外伤患病率 = (\sum N_i p_i)_{乙} / N = \frac{466}{24\ 764} \times 100\% = 1.88\%$$

甲公司手外伤患病率高于乙公司。

【案例 4-4】从一批药品中随机抽取 300 个，其中测得一级品 81 个，求这批药品的一级品率的 95%置信区间。

该题属于大样本情形时总体率的置信区间问题。由题意，样本一级品率 $P=81/300=0.27$。对置信度 $1-\alpha=0.95$，$\alpha=0.05$，查标准正态分布 $N(0,1)$ 临界值表，得到临界值

$$z_{\alpha/2}=z_{0.05/2}=z_{0.025}=1.96$$

则根据

$$\left(p-z_{\alpha/2}\cdot\sqrt{\frac{p(1-p)}{n}},p+z_{\alpha/2}\cdot\sqrt{\frac{p(1-p)}{n}}\right)$$

可信区间为

$$\left(p\pm z_{\alpha/2}\cdot\sqrt{\frac{p(1-p)}{n}}\right)=\left(0.27\pm 1.96\times\sqrt{\frac{0.27\times(1-0.27)}{300}}\right)=(0.27\pm 0.05)$$

即这批药品的一级品率的 95%置信区间为(0.22,0.32)。

【案例 4-5】某中学学生中近视眼学生占 22%，色盲学生占 2%，其中既是近视眼又是色盲的学生占 1%。现从该校学生中随机抽取 1 人。问：

(1) 被抽查的学生是近视眼或色盲的概率是多少？

(2) 被抽查的学生既非近视眼又非色盲的概率是多少？

分析与步骤：

令 A={被抽查者是近视眼}，B={被抽查者是色盲}；

则 $P(A)=0.22$，$P(B)=0.02$，$P(AB)=0.01$

(1) 利用一般加法公式，所求概率

$P(A+B)=P(A)+P(B)-P(AB)=0.22+0.02-0.01=0.23$

(2) 利用对立事件公式和上述结果，所求概率

$P(\overline{A}\overline{B})=P(\overline{A+B})=1-P(A+B)=1-0.23=0.77$

【案例 4-6】现有甲、乙两厂生产的一批药品共 200 件，其中甲厂生产的药品 120 件，有次品 4 件；乙厂生产的药品 80 件，有次品 8 件。现从该批药品中任取一件药品，试求：(1) 该件药品是次品的概率；(2) 已知所取药品是乙厂生产的，求该件药品是次品的概率。

分析与步骤：

设 A={该件药品是次品}，B={药品是由乙厂生产的}，则

$$P(B)=\frac{80}{120+80}=0.4,P(AB)=\frac{8}{120+80}=0.04$$

(1) 所求概率为

$$P(A)=\frac{4+8}{200}=0.06$$

(2) 将“已知所取药品是乙厂生产的，该件药品是次品的概率”记为 $P(A|B)$，根据条件概率公式，$P(A|B)=\frac{P(AB)}{P(B)}=\frac{0.04}{0.4}=0.1$ 或 $P(A|B)=\frac{8}{80}=0.1$。

知识拓展

当研究人群的数量较多且观察期内人口变动不大时，可用观察开始时的总人数作分母，用整个观察期内的发病人数作分子，即为某病的累积发病率，此为通常所说的发病率。当研究的人群属于流动人群，即居住人口数不够稳定、不同时期变动较大时，如出现较多的失访、死于他病、中途加入等，使观察对象被观察的时间不一样，此时需用观察人时数代替观察人数作为分母来计算发病率，此为发病密度。观察人时即观察人数与观察时间的乘积，常用的观察人时的单位为人年，称为人年发病率。类似指标还有床日感染率等。

实训任务

【任务 4－1】 某医院现有工作人员 900 人，其中男性 760 人，女性 140 人，在一次流感中发病者有 108 人，其中男性患者 79 人，而女性患者 29 人。

问题：(1) 该院总流感发病率是多少？

(2) 男、女流感发病率各为多少？

(3) 求男、女患者占总发病人数的百分比。

【任务 4－2】表 4－5 为某集团医院 2012 年各科室住院病人数及死亡人数。

表 4－5　某集团医院 2012 年各科室住院病人数及死亡人数

科　室	病人数	病死人数	死亡构成(%)	病死率(‰)
内科	325	24		
外科	650	30		
肿瘤科	120	20		
妇产科	300	5		
职业病科	25	1		
皮肤科	56	0		
眼科	45	0		
小儿科	100	1		
合计	1621	81		

问题:(1) 完成上表空白处及合计行数据处理。

(2) 对上表数据反映的信息进行解读。

【任务 4－3】以下为二位医务人员的职业流行病学调查结果。

(1) 某护士研究早产的发生原因,调查了 160 名早产儿母亲的职业,取得资料见表 4－6。

表 4－6　160 名早产儿的母亲的职业

职　业	工人	职员	教师	医护	其他
人数	116	25	9	8	2
%	72.5	15.6	5.6	5.0	1.3

有人解释:工人怀孕后发生早产的可能性是 72.5%,它比其他的百分比都高,因此认为职业为工人的怀孕者最容易发生早产。

(2) 某医师研究各个车间工人的工伤事故发生情况,收集了去年的全部 84 例工伤者,取得资料见表 4－7。

表 4－7　各车间的工伤例数

车　间	铸造	机电	供应	修配	其他
工伤人数	40	18	12	8	6
%	47.6	21.4	14.3	9.5	7.2

有人解释：铸造车间工人发生工伤事故的比例最高，占 47.6%，其次是机电、供应等车间。

问题：请你对上述二人的解释进行评判。

【任务 4－4】 甲、乙两地检查儿童锡克实验，资料如表 4－8。

表 4－8　甲、乙两地儿童锡克实验阳性结果

年龄（岁）	甲　地			乙　地		
	调查人数	阳性人数	阳性率（%）	调查人数	阳性人数	阳性率（%）
0～	553	322		140	90	
1～	236	148		120	95	
2～	468	329		80	58	
3～	432	243		240	140	
4～	364	153		610	270	
5～	127	35		320	88	
合计	2 180	1 230		1 510	741	

问题：计算两地各组阳性率和合计率，并判断锡克实验阳性率以何地为高。

【任务 4－5】 一位药师在寄给某药学杂志社的文章中这样描述其分别使用中药和西药治疗某疾病的效果："使用中药组，临床治愈 10 人，治愈率为 50%；好转 6 人，好转率 30%；无效 4 人，无效率 20%；使用西药组，临床治愈 8 人，治愈率为 33%；好转 6 人，好转率 25%；无效 10 人，无效率 42%。通过两组比较，中药组明显好于西药组，因此中药治疗该疾病的疗效好于

西药。”

编审在来稿处理意见栏中写道：“统计方法不当，统计描述不规范。建议不予录用。”这位药师得知此意见后，仍不明白错在哪里。

问题：你知道这位药师的统计处理有何不当吗？

【任务 4－6】下表为一抽样研究各年龄组恶性肿瘤死亡情况资料。

表 4－9　某地各年龄组恶性肿瘤死亡情况

年龄(岁) (1)	人口数 (2)	死亡总数 (3)	其中恶性肿瘤死亡数 (4)	恶性肿瘤死亡占总死亡的(%) (5)	恶性肿瘤死亡率(1/10 万) (6)	年龄别死亡率(‰) (7)
0～	82 920		4	2.90		
20～		63		19.05	25.73	
40～	28 161	172	42			
60 及以上			32			
合计	167 090	715	90	12.59		

问题：填补空白处数据并根据最后三栏结果作简要分析。

【**任务 4－7**】10 片药片中有 5 片是安慰剂。

问题：(1) 从中任意取出 5 片，求其中至少有 2 片是安慰剂的概率。

(2) 从中每次取 1 片，作不放回抽样，求前 3 次都取到安慰剂的概率。

【**任务 4－8**】有甲、乙两种中药种籽，发芽率分别是 0.8、0.9，从中各取 1 粒，设种籽是否发芽相互独立。

问题：(1) 求这两粒种籽都能发芽的概率。

(2) 求至少有一粒能发芽的概率。

(3) 求恰有一粒能发芽的概率。

【**任务 4－9**】甲、乙两批原料，过筛后得知颗粒粒度分布如表 4－10 所示：

表 4－10　两批原料颗粒粒度分布

粒　度	180	200	220	240	260
甲的百分比	5	15	60	15	5
乙的百分比	20	20	20	20	20

问题：平均说来，哪一批颗粒较粗？哪一批颗粒的均匀性较差？

实训项目五　医药计数资料的假设检验

实训目标

1. 能够借助统计软件完成医药计数资料的假设检验。
2. 能根据研究目的和设计类型正确解读计数资料数据处理结果。

实训内容

1. 样本率与总体率的比较。
2. 两样本率的比较。
3. 多样本率(构成比)的比较。

实训指导

一、实训基础

(一) 率的 u 检验

当样本含量 n 足够大、样本率 p 和 $1-p$ 均不接近于零的前提下，样本率的分布近似于正态分布，样本率和总体率之间、两个样本率之间差异来源的判断可用 u 检验，其假设检验的原理、步骤及方法与均数的 u 检验相同。

1. 样本率与总体率比较的 u 检验

作样本率 p 与总体率 π 比较的 u 检验，其公式为

$$u=\frac{|p-\pi|}{\sigma_p}$$

式中，p 为样本率，π 为总体率，σ_p 为根据总体率计算的标准误。u 服从标准正态分布。

2. 两个样本率比较的 u 检验

两个样本率比较的 u 检验，其 u 值计算公式为

$$u=\frac{|p_1-p_2|}{s_{p_1-p_2}}$$

式中，p_1、p_2 分别为两个样本率，$s_{p_1-p_2}$ 为两个样本率相差的标准误，按下式求得：

$$s_{p_1-p_2}=\sqrt{p_c(1-p_c)\left(\frac{1}{n_1}+\frac{1}{n_2}\right)}$$

式中，p_c 为合并样本率，n_1、n_2 分别为两个样本含量。

$$p_c=\frac{x_1+x_2}{n_1+n_2}$$

（二）χ^2（卡方）检验

卡方检验(chi-square test)是假设检验的一种类型，常用于检验两个或多个样本率（或构成比）之间有无差别，也用于检验配对计数资料的差异等。

1. 四格表资料 χ^2 检验基本方法

(1) 四格表 χ^2 检验的基本公式

$$\chi^2=\sum\frac{(A-T)^2}{T}$$

公式中，A 为实际频数；T 为理论频数，它是根据检验假设推算出来的。χ^2 界值用 $x^2_{\alpha,\nu}$ 表示。应用 Excel 软件计算，$x^2_{\alpha,\nu}$=CHIINV(α,ν)。

(2) 四格表专用公式 χ^2 检验方法

专用公式省去计算理论频数 T 的过程，可简化计算。

$$\chi^2=\frac{(ad-bc)^2n}{(a+b)(c+d)(a+c)(b+d)}$$

式中，a、b、c、d 分别为四格表中 4 个实际频数，n 为总例数。需要注意：

①任一格的 $1\leqslant T<5$，并且 $n\geqslant 40$ 时，需用校正公式计算 χ^2 值；

②任一格的 $T<1$ 或 $n<40$ 时，需改用确切概率计算法。

校正公式 χ^2 值的计算公式为：

$$\chi^2=\sum\frac{(|A-T|-0.5)^2}{T}\quad 或\quad \chi^2=\frac{(|ad-bc|-n/2)^2n}{(a+b)(c+d)(a+c)(b+d)}$$

(3) 配对计数资料 χ^2 检验方法

当 $b+c\geqslant 40$ 时，用一般公式：$\chi^2=\frac{(b-c)^2}{b+c}$；

当 $b+c<40$ 时，用校正公式：$\chi^2=\frac{(|b-c|-1)^2}{b+c}$。

(4) 行×列表资料 χ^2 检验方法

行×列表资料 χ^2 检验的专用公式：

$$\chi^2 = n\left(\sum \frac{A^2}{n_R n_c} - 1\right)$$

公式中，n 为总例数，A 为多行多列表每个格子的实际频数，n_R 为与 A 同行的合计数，n_c 为与 A 同列的合计数。

多个样本率（或构成比）比较的 χ^2 检验结论若为拒绝 H_0，接受 H_1，只能认为各总体率（或构成比）之间总的来说有差别，但不能认为它们彼此之间都有差别。若要比较彼此间的差别，可用行×列表的 χ^2 分割等方法进一步作多重比较。

二、实训用物

计算器；计算机；SPSS 与 Excel 软件。

三、实训要点

【案例 5-1】某神经内科医师观察 291 例脑梗塞病人，其中 102 例病人用西医疗法，其他 189 例病人采用西医疗法加中医疗法，观察一年后，单纯用西医疗法组的病人死亡 13 例，采用中西医疗法组的病人死亡 9 例，请分析两组病人的死亡率差异是否有统计学意义。

本题是两组频数分布的比较，资料可整理成表 5-1 的形式。

表 5-1　两组疗法病人的死亡率的比较

组　别	死亡	存活	合计
西医疗法	13	89	102
西医疗法加中医疗法	9	180	189
合　计	22	269	291

(1) 建立检验假设并确定检验水准

$H_0: \pi_1 = \pi_2$，即两组病人的死亡率相等；

$H_1: \pi_1 \neq \pi_2$，即两组病人的死亡率不等；

$\alpha = 0.05$。

(2) 用四格表专用公式，计算 χ^2 检验统计量 χ^2 值

$$\chi^2 = \frac{(ad-bc)^2 n}{(a+b)(c+d)(a+c)(b+d)} = \frac{(13\times 180 - 89\times 9)^2 \times 291}{22\times 269\times 102\times 189} = 6.041$$

(3) 确定 P 值，作出推断结论

当 $\nu=1$ 时，$\chi^2_{0.05,1}=3.84$，$\chi^2 > \chi^2_{0.05,1}$，得 $P<0.05$。按 $\alpha=0.05$ 水准，拒绝 H_0，接受 H_1，可以认为两组病人的死亡率不等。

【案例 5-2】为研究某补钙制剂的临床效果，观察 56 例儿童，其中一组给与这种新药，另一组给与钙片，观察结果如表 5-2，问两种药物预防儿童的佝偻病患病率是否不同？

表 5-2　两组儿童的佝偻病患病情况

组　别	病例数	非病例数	合计	患病率(%)
新药组	8	32	40	20.0
钙片组	6	10	16	37.5
合计	14	42	56	25.0

本题是两组二分类频数分布的比较。表中 $n=56>40$，且有一个格子的理论频数小于 5，须采用四格表 χ^2 检验的校正公式进行计算。

(1) 建立检验假设并确定检验水准

$H_0:\pi_1=\pi_2$，即新药组与钙片组儿童佝偻病患病概率相同；

$H_1:\pi_1\neq\pi_2$，即新药组与钙片组儿童佝偻病患病概率不同；

$\alpha=0.05$。

(2) 用四格表 χ^2 检验的校正公式，计算检验统计量 χ^2 值：

$$\chi_c^2=\frac{(|ad-bc|-n/2)^2n}{(a+b)(c+d)(a+c)(b+d)}=\frac{\left(|8\times10-32\times6|-\frac{56}{2}\right)^2\times56}{40\times16\times14\times42}=1.050$$

(3) 确定 P 值，作出推断结论

当 $\nu=1$ 时，$\chi^2_{0.05,1}=3.84$，$\chi^2<\chi^2_{0.05,1}$，$P>0.05$。按 $\alpha=0.05$ 水准，不拒绝 H_0，无统计学意义，还不能认为新药组与钙片组儿童佝偻病患病率不同。

【案例 5-3】某医院用 3 种方案治疗急性无黄疸型病毒肝炎 254 例，观察结果见表 5-3，问 3 种疗法的有效率是否不同？

表 5-3　三种方案治疗肝炎的疗效

组　别	有效	无效	合计	有效率(%)
西药组	51	49	100	51.00
中药组	35	45	80	43.75
中西药结合组	59	15	74	79.73
合　计	145	109	254	57.09

本例为 3×2 表格，检验步骤如下：

①建立假设和确定检验水准

H_0：三种治疗方案的有效率相等；

H_1：三种治疗方案的有效率不全相等；

$\alpha=0.05$。

②计算 χ^2 值

$$\chi^2 = n\left(\sum \frac{A^2}{n_R n_c} - 1\right)$$

$$= 254 \times \left(\frac{51^2}{100 \times 145} + \frac{49^2}{100 \times 109} + \frac{35^2}{80 \times 145} + \frac{45^2}{80 \times 109} + \frac{59^2}{74 \times 145} + \frac{15^2}{74 \times 109} - 1\right)$$

$$= 22.81$$

③确定 P 值

本例 ν=(行数−1)(列数−1)=(3−1)(2−1)=2，$\chi^2_{0.05,2}=5.99$，$\chi^2>\chi^2_{0.05,2}$，故 $P<0.05$。

若采用 Excel 软件，P=CHIDIST(22.81,2)=0.0000(数字未显示)。

④判断结果　按 $\alpha=0.05$ 水准，接受 H_1，拒绝 H_0，差异有统计学意义。可以认为三种疗法的有效率有差别。

虽然总的来说，三组疗效差异有统计学意义，但不知道究竟哪两组之间差异有统计学意义，因此还需进行两两比较，然后做出结论。此时进行的是重复多次的假设检验，检验水准 α 按规定应设为 0.017。

若采用 SPSS 软件进行数据处理，过程见下表(四格表同此)：

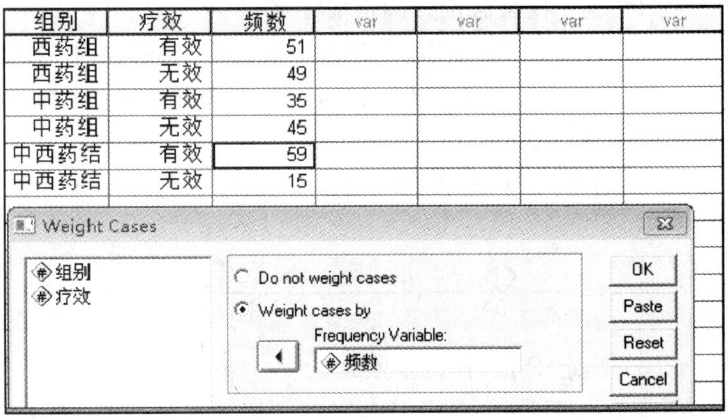

图 5-1　应用 SPSS 建立行列表资料数据库并进行加权处理

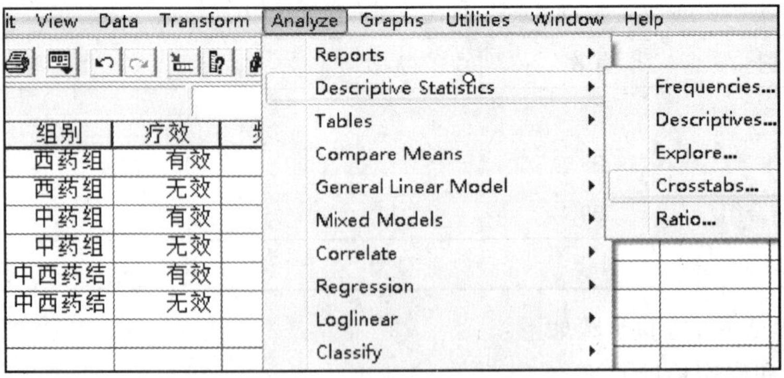

图 5-2　选择 Crosstabs 命令

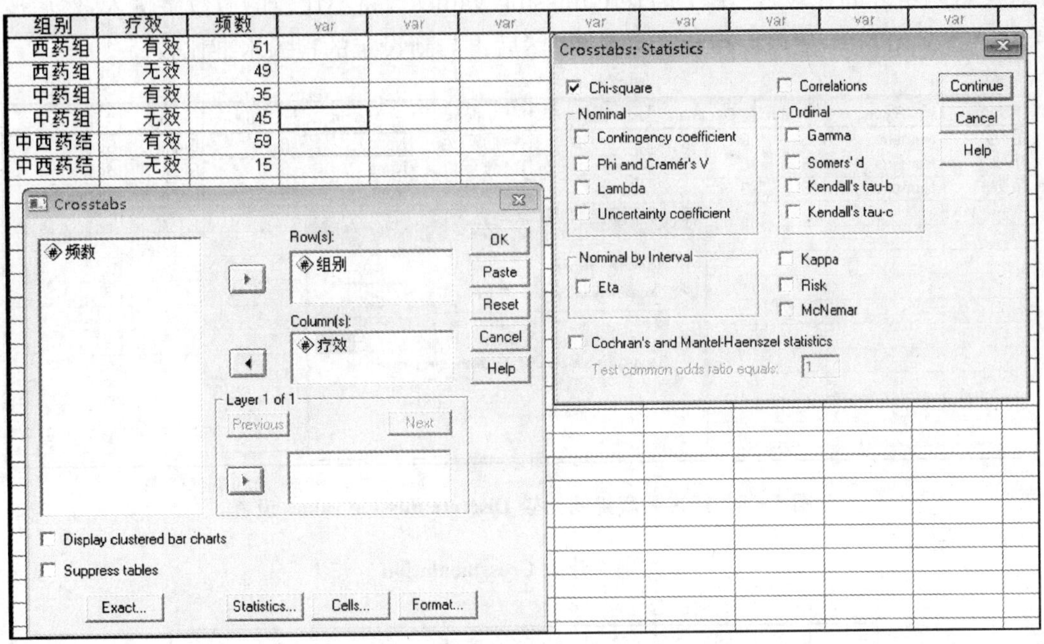

图 5－3　完成 Crosstabs 与 Statistics 内部设置

组别 * 疗效 Crosstabulation

Count

		疗效		Total
		有效	无效	
组别	西药组	51	49	100
	中药组	35	45	80
	中西药结合组	59	15	74
Total		145	109	254

Chi-Square Tests

	Value	df	Asymp. Sig. (2-sided)
Pearson Chi-Square	22. 808[a]	2	. 000
Likelihood Ratio	24. 149	2	. 000
Linear-by-Linear Association	12. 382	1	. 000
N of Valid Cases	254		

a. 0 cells(. 0%) have expected count less than 5. The minimum expected count is 31. 76.

图 5－4　显示 Crosstabs 数据处卡方检验结果

对任意两组之间比较，使用“Discrete missing values”，将不比较的组数字输入，然后按上述程序点击 Crosstables，便可获得比较的结果，然后再与新设定的检验水准比较。

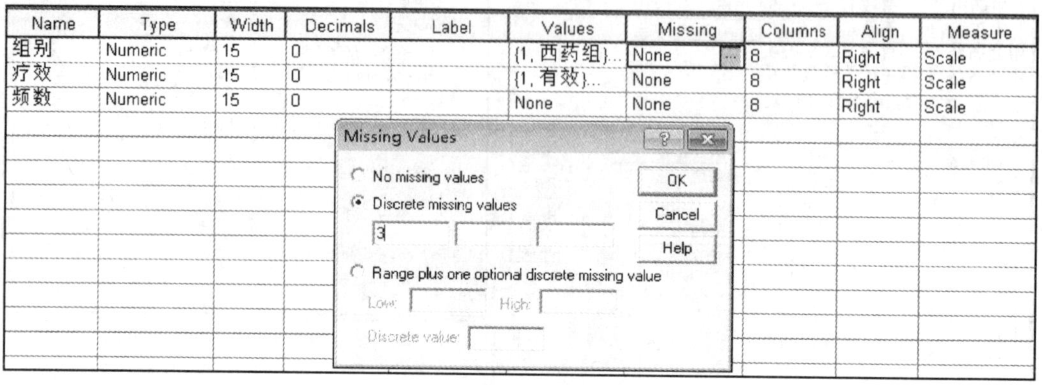

图 5-5　行×列表组间比较 Discrete missing values 设置

组别 * 疗效 Crosstabulation

Count

		疗效		Total
		有效	无效	
组别	西药组	51	49	100
	中药组	35	45	80
Total		86	94	180

Chi-Square Tests

	Value	df	Asymp. Sig. (2-sided)	Exact Sig. (2-sided)	Exact Sig. (1-sided)
Pearson Chi-Square	.936[b]	1	.333		
Continuity Correction[a]	.668	1	.414		
Likelihood Ratio	.938	1	.333		
Fisher's Exact Test				.369	.207
Linear-by-Linear Association	.931	1	.335		
N of Valid Cases	180				

a. Computed only for a 2×2 table.

b. 0 cells(.0%) have expected count less than 5. The minimum expected count is 38.

图 5-6　行×列表资料组间率的差异比较结果

【案例 5-4】对三组奶牛(每组 39 头)分别喂给不同的药物添加剂饲料，各组发病次数资料经整理得表 5-4，问发病次数的构成比与所喂饲料是否有关？

表 5－4　三组牛的发病次数资料

发病次数	饲　料			合计
	1	2	3	
0	19(17.3)	16(17.3)	17(17.3)	52
1	1(0.3)	0(0.3)	0(0.3)	1
2	0(1.3)	3(1.3)	1(1.3)	4
3	7(5.7)	9(5.7)	1(5.7)	17
4	3(4.7)	5(4.7)	6(4.7)	14
5	4(3.3)	1(3.3)	5(3.3)	10
6	2(2.0)	1(2.0)	3(2.0)	6
7	0(1.3)	2(1.3)	2(1.3)	4
8	1(2.3)	2(2.3)	4(2.3)	7
9	2(0.7)	0(0.7)	0(0.7)	2
合计	39	39	39	117

1. 提出无效假设与备择假设

H_0:发病次数的构成比与饲料种类无关,即二者相互独立;

H_1:发病次数的构成比与饲料种类有关,即二者彼此独立。

2. 计算理论次数及组合

对于理论次数小于 5 者,将相邻几个组加以合并(表 5－5),合并后的各组的理论次数均大于 5。

表 5－5　资料合并结果

发病次数	饲　料			合计
	1	2	3	
0	19(17.3)	16(17.3)	17(17.3)	52
1～3	8(7.3)	12(7.3)	2(7.3)	22
4～5	7(8.0)	6(8.0)	11(8.0)	24
6～8	5(6.3)	5(6.3)	9(6.3)	19
合计	39	39	39	117

(注:括号内为理论次数)

3. 计算 χ^2 值

$$\chi^2 = 117\left(\frac{19^2}{39\times 52}+\frac{16^2}{39\times 52}+\cdots+\frac{5^2}{39\times 19}+\frac{9^2}{39\times 19}-1\right)$$

$$= 10.61$$

4. 确定 P 值，作出统计推断

自由度 $\nu=(4-1)(3-1)=6$，查临界 χ^2 值得：

$$\chi^2_{0.05,6}=12.59$$

因为计算所得的 $\chi^2<\chi^2_{0.05,6}$，$P>0.05$，不能否定 H_0，可以认为奶牛的发病次数的构成比与饲料种类相互独立，即用三种不同的饲料饲喂奶牛，各组奶牛发病次数的构成比相同。

知识拓展

目前计量资料与计数资料的假设检验的目的多数是检测不同处理组间的差异是否有统计学意义，这类显著性检验属于差异性检验。在实际工作中，还存在等效性检验、非劣效性检验和优效性检验，以从疗效、成本、时间或可得性等方面全面衡量，指导医药决策，如：用简易的新方法代替标准方法测定某项标准值、用易于生产价廉的药品代替同类标准药品等。等效性检验用于了解实验组与对照组两种处理的结果是否是相似的（差别波动在可接受范围内）；非劣效性检验用于判断实验组处理的结果比对照组差但在可接受范围内；优效性检验用于判断实验组处理的结果比对照组好多少才算效果好。

实训任务

【任务 5-1】某实验室分别用乳胶凝集法和免疫荧光法对 58 名可疑系统性红斑狼疮患者血清中抗核抗体进行测定，结果见表 5-6。

问题：两种方法的检测结果有无差别？

表 5-6　两种方法的检测结果

免疫荧光法	乳胶凝集法		合计
	+	−	
+	11	12	23
−	2	33	35
合计	13	45	58

【任务 5-2】 为比较甲、乙两种药物治疗花斑癣是否同样有效，对 80 名患者使用甲种药物，对 100 名患者使用乙种药物，治疗效果见表 5-7。

问题：试判断两种药物是否同样有效？

表 5-7　使用两种药物治疗效果的频数表

组　别	有效	无效	合计
甲药	58	22	80
乙药	60	40	100
合计	118	62	180

【任务 5-3】 为判定某新药对治疗病毒性流行性感冒的疗效，对 500 名患者进行了调查，结果见表 5-8。

问题：试判断疗效与服药是否有关。

表 5-8　某新药对治疗病毒性流行性感冒的疗效

疗　效	服用新药	未服药	合计
治愈	170	230	400
未治愈	40	60	100
合计	210	290	500

【任务 5－4】 对于某药物制剂包装的不合格率按三个工人分层统计结果如表 5－9。

问题：三个工人的不合格率是否有显著性差异？

表 5－9　三名工人对某药物制剂包装合格状况统计

质　量	甲	乙	丙
合格	450	180	280
次品	50	20	20
合计	500	200	300

【任务 5－5】 某团队研究物理疗法、药物治疗和外用膏药三种疗法治疗周围性面神经麻痹的疗效，资料见表 5－10。

问题：三种疗法的有效率有无差别？

表 5－10　三种疗法有效率的比较

疗　法	合计	其中有效	有效率(%)
物理疗法组	206	199	96.6
药物疗法组	182	164	90.11
外用膏药组	144	118	81.94
合计	532	481	90.41

实训项目六　医药等级资料数据处理

实训目标

1. 能够根据医药等级资料的分布特点选择合适的统计处理方法。
2. 能够正确识别单向有序资料和双向有序资料。
3. 能够选用适宜的方法正确处理有序资料。

实训内容

1. Ridit 分析。
2. 秩和检验。
3. 相关分析。

实训指导

一、实训基础

在医学资料中，特别是临床医学资料中，常常遇到一些定性指标，如临床疗效的评价、疾病的临床分期、症状严重程度的临床分级、中医诊断的一些临床症状等，对这些指标常采用分成若干等级然后分类计数的办法来解决它的量化问题，这样的资料在统计学上称为有序变量(ordered variable)或半定量资料，也称为等级资料(ranked data)。

等级资料的划分：①按性质划分：如药物疗效分为痊愈、显效、好转、无效；麻醉效果分为Ⅰ、Ⅱ、Ⅲ、Ⅳ级等。②按数量分组：数据两端不能确切测定的计量资料。等级资料分析应该选用什么方法？等级资料正确的统计分析方法有：①CMH 卡方检验；②非参数秩和检验；③Kendall、

Spearman 等级相关；④Ridit 分析；⑤线性趋势卡方检验；⑥有序变量的 Logistic 回归分析等。

（一）非参数检验

非参数检验是一种与总体分布无关的统计检验方法，不比较参数，比较分布的位置，常用“符号”(sign)或“等级”(rank)来代替数据本身进行分析，如秩和检验(rank sum test)、中位数检验(median test)等。非参数秩和检验常用在以下情况：①样本所在总体的分布状况未知，或知之甚少；②无法肯定总体分布的性质；③样本观测值明显偏离正态分布，因而不具备参数检验的应用条件。非参数检验计算简便、直观、易于掌握、检验速度快，但当所得资料符合参数检验的条件时，非参数检验的效率始终低于参数检验法。卡方检验中的独立性检验事实上就是一种非参数检验，因为它没有对样本所在总体的分布和参数作任何假设。

（二）Ridit 分析

对于等级资料，组与组之间的比较可以用 Ridit 分析法，其一般步骤为：

1. 选定标准组

选择例数最多的一组作为标准组或是合计数作为标准组。标准组中的数字应分布于各个等级。

2. 计算标准组的参照单位值(R)

(1) 计算标准组各等级的 1/2 值；

(2) 求标准组累计例数并下移一行；

(3) 将(1)、(2)求得的值按各等级相加；

(4) 以标准组总例数除之，即可得到标准组各等级的 R 值。

3. 参照标准组的各 R 值，计算各组的平均 R 值

将各组中不同疗效者例数与标准组对应的 R 值相乘，将乘积求和，再除以该组总例数，即为平均 R 值。其公式为：

$$\overline{R} = \frac{\sum f_i R_i}{N}$$

4. 计算各组的 95%置信区间，并进行显著性检验

R 值的标准差为$\frac{1}{\sqrt{12}}$，因此 $\overline{R}$ 的标准误为：$s_{\overline{R}} = \frac{1}{2\sqrt{3N}}$

$\overline{R}$ 的 95%可信限为：$\overline{R} \pm 1.96 s_{\overline{R}} = \overline{R} \pm 1.96 \times \frac{1}{2\sqrt{3N}} \approx \overline{R} \pm \frac{1}{\sqrt{3N}}$

按此公式得各组的 95%置信区间后，作两两比较：凡无重叠者即为差异有显著性，有重叠者则差异不显著。若疗效按无效到治愈顺序排列则 $\overline{R}$ 值越大则疗效越好。两个样本组间的 $\overline{R}$ 的比较也可用 u 检验。

$$u=\frac{\overline{R_1}-\overline{R_2}}{\sqrt{\frac{1}{12}\left(\frac{1}{n_1}+\frac{1}{n_2}\right)}}$$

如 $u<1.96$，则 $P>0.05$；$u\geqslant1.96$，则 $P\leqslant0.05$。

二、实训用物

计算器；计算机；SPSS 与 Excel 软件。

三、实训要点

【案例 6－1】用蠲哮汤治疗支气管哮喘 67 例，对照组 30 例以牡荆油胶丸治疗，两组在年龄、病情等方面具有可比性，两组的疗效见表 6－1，试作两组疗效比较。

表 6－1　某药对两种病情支气管炎疗效

分组	临控	显效	有效	无效	合计
治疗组	23	27	12	5	67
对照组	4	6	9	11	30
合计	27	33	21	16	97

【SPSS 操作】设置变量频数、分组、疗效。选择 Data→Weight Cases，加权频数变量。

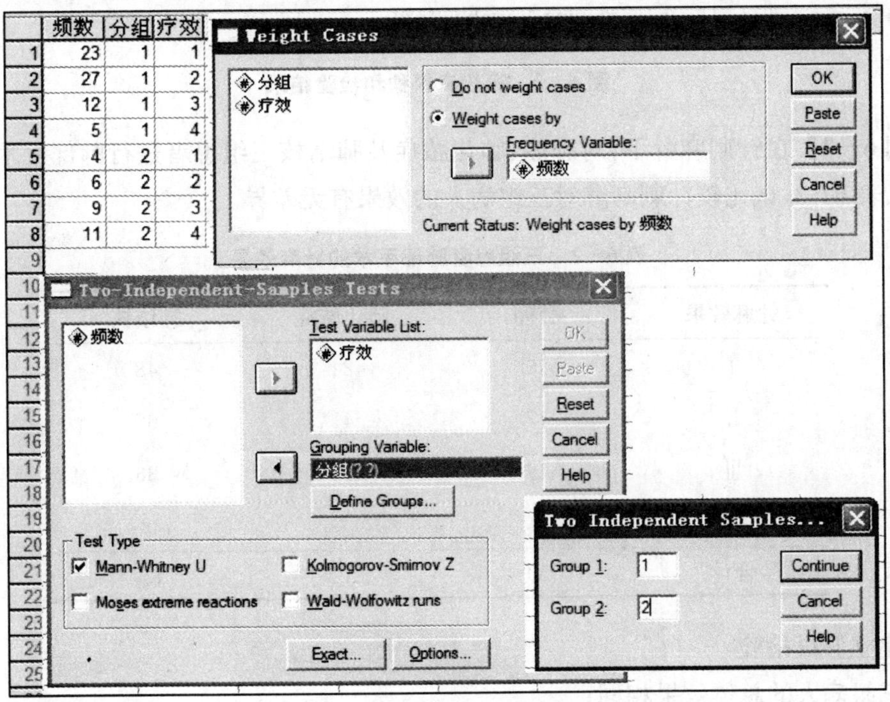

图 6－1　两组等级资料秩和检验步骤

选择 Analyze→Nonparametric Tests→2 Independent Samples，将疗效变量送入 Test variable list 框，将分组变量送入 grouping variables 框，单击"Define groups"按钮，分别输入 1 和 2，指定 Mann-Whitney U，得到 Mann-Whitney $U=531.500$、Wilcoxon W 统计量=2 809.5，两法检验统计量 $Z=-3.844$，双侧 P 值=0.000，拒绝 H_0，可认为蠲哮汤治疗支气管哮喘的总疗效优于牡荆油胶丸。

Mann-Whitney Test

Ranks

	分组	N	Mean Rank	Sum of Ranks
疗效	1	67	41.93	2 809.50
	2	30	64.78	1 943.50
	Total	97		

Test Statistics[a]

	疗效
Mann-Whitney U	531.500
Wilcoxcon W	2 809.500
Z	−3.844
Asymp. Sig. (2-tailed)	.000

a. Grouping Variable：分组

图 6-2　等级资料秩和检验结果

【案例 6-2】在针刺麻醉下，对肺癌、肺化脓症及肺结核三组患者进行肺部手术，效果分四级，结果见表 6-2，试比较针刺麻醉对三组病人的效果有无差异。

表 6-2　三组患者肺部手术的针麻效果

针麻效果	肺癌	肺化脓症	肺结核
Ⅰ	10	24	48
Ⅱ	17	41	65
Ⅲ	19	33	36
Ⅳ	4	7	8
合计	50	105	157

（1）建立假设检验

H_0：三组病人的总体效果相同；

H_1：三组病人的总体效果不全相同；

$\alpha=0.05$。

(2) 计算统计量

将三个样本的资料统一由小到大编秩，见表 6-3：

表 6-3　三组患者肺部手术的针麻效果

针麻效果	例数			合计	范围	平均秩次	秩和		
	肺癌	肺化脓症	肺结核				肺癌	肺化脓症	肺结核
Ⅰ	10	24	48	82	1～82	41.5	415	996	1 992
Ⅱ	17	41	65	123	83～205	144	2 448	5 904	9 360
Ⅲ	19	33	36	88	206～293	249.5	4 740.5	8 233.5	8 982
Ⅳ	4	7	8	19	294～312	303	1 212	2 121	2 424
合计	50	105	157	312			8 815.5	17 254.5	22 758

$$H=\frac{12}{N(N+1)}\sum\frac{T_i^2}{n_i}-3(N+1)$$

$$=\frac{12}{312(312+1)}\left(\frac{8\,815.5^2}{50}+\frac{17\,254.5^2}{105}+\frac{22\,758^2}{157}\right)-3(312+1)=5.77$$

$$H_c=\frac{5.77}{1-\dfrac{82^3-82+123^3-123+88^3-88+19^3-19}{312^3-312}}=6.43$$

(3) 查表及结论

现 $k=3$，$\nu=k-1=3-1=2$，查 χ^2 界值表 $\chi^2_{0.05,3}=5.99$，$\chi^2>\chi^2_{0.05,3}$；$P<0.05$ 按 $\alpha=0.05$ 水准，拒绝 H_0，接受 H_1，故可认为三组病人的总体效果不全相同。

【SPSS 操作】数据输入针麻效果、分组和频数。加权频数变量。选择 Analyze→Nonparametric Tests→K Independent Samples，针麻效果送入 Test variable list 框，分组送入 grouping variables 框，点击 Define groups 按钮，在 Minimum 和 Maximum 框分别输入 1 和 4，指定 Kruskal-Wallis H，得到

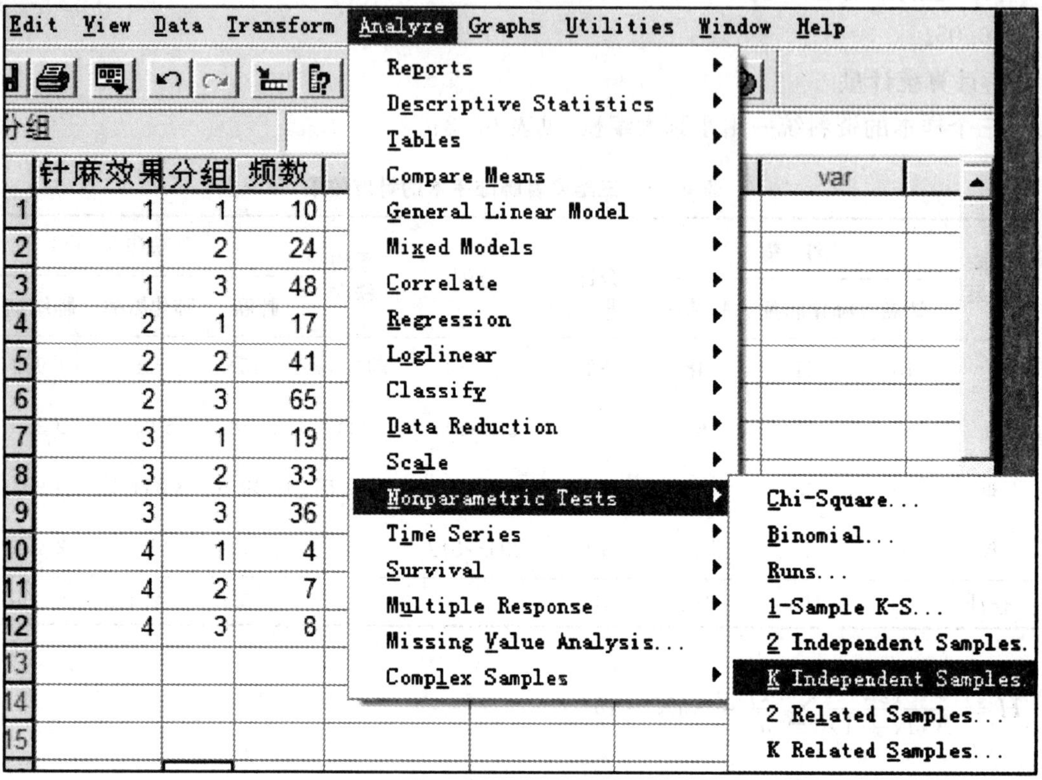

图 6－3　多样本均数秩和检验操作步骤

Kruskal-Wallis Test

Ranks

	分组	N	Mean Rank
针麻效果	1	50	176.31
	2	105	164.33
	3	157	144.96
	Total	312	

Test Statistics[a,b]

	针麻效果
Chi-Square	6.429
df	2
Asymp. Sig.	.040

a. Kruskal Wallis Test
b. Grouping Variable：分组

图 6－4　三组等级资料秩和检验结果

即 $\chi^2=6.429$，$P=0.040$，可以认为三组病人的总体效果不全相同。

2. Ridit 分析

【案例 6-3】 观察首乌合剂治疗慢性支气管炎的疗效。观察结果见表 6-4。

表 6-4　首乌合剂治疗慢性支气管炎疗效比较

分型	例数	治愈	稳定	临控	显效	好转	无效
单纯虚寒型	73	3	10	26	25	6	3
喘息虚寒型	26	2	1	9	10	3	1
虚寒阻塞型	141	1	8	27	61	28	16
痰污阻塞型	52	0	1	6	21	18	6
合计	292	6	20	68	117	55	26

1. 确定标准组　4 种类型中以虚寒阻塞型例数最多，故确定该型为标准组。

2. 求标准组 R 值　见表 6-5。

表 6-5　标准组值计算表

疗效 (1)	例数(f) (2)	$f/2$ (3)	累计数下移一行 (4)	(3)+(4) (5)	R 值(5)/N (6)
无效	16	8.0	—	8.0	0.057
好转	28	14	16	30.0	0.213
显效	61	30.5	44	74.5	0.528
临控	27	13.5	105	118.5	0.840
稳定	8	4.0	132	136.0	0.965
治愈	1	0.5	140	140.5	0.996

3. 求各组 $\overline{R}$ 值

$$\overline{R}=\frac{\sum fR}{n}$$

式中：f 为本组各等级例数；R 为标准组的 Ridit 值；n 为本组总例数。

$\overline{R}_{标}=(16\times0.057+28\times0.213+61\times0.528+27\times0.840+8\times0.965+1\times0.996)/141=0.5$

$\overline{R}_{单}=(3\times0.057+6\times0.213+25\times0.528+26\times0.840+10\times0.965+3\times0.996)/73=0.673$

$\overline{R}_{喘}=(1\times0.057+3\times0.213+10\times0.528+9\times0.840+1\times0.965+2\times0.996)/26=0.634$

$\overline{R}_{痰}=(6\times0.057+18\times0.213+21\times0.528+6\times0.840+1\times0.965+0\times0.996)/52=0.409$

由于表中疗效是按无效到治愈顺序排列，故各组 $\overline{R}$ 值越大，则表示疗效越好。

本例 $\overline{R}_{单}>\overline{R}_{喘}>\overline{R}_{虚}>\overline{R}_{痰}$。就样本而言首乌合剂对单纯虚寒型慢性支气管炎治疗效果最好。考虑到抽样误差的存在，需进一步做假设检验或比较可信区间。

4. 求 $\overline{R}$ 的可信限

$\overline{R}$ 的 95%可信限（近似）为：$\overline{R}\pm1.96s_{\overline{R}}\approx\overline{R}\pm\frac{1}{\sqrt{3N}}$

单纯虚寒型：$0.673\pm\frac{1}{\sqrt{3\times73}}$，即(0.605，0.741)

喘息虚寒型：$0.634\pm\frac{1}{\sqrt{3\times26}}$，即(0.521，0.747)

痰阻阻塞型：$0.409\pm\frac{1}{\sqrt{3\times52}}$，即(0.329，0.489)

由于 3 组的 95%可信区间均不包括 0.5，故结合 $\overline{R}$ 可认为应用首乌合剂治疗慢性支气管炎对单纯虚寒型、喘息虚寒型疗效均比虚寒阻塞型为好，而痰阻阻塞型疗效则比虚寒阻塞型为差。

两个样本组 $\overline{R}$ 的比较可用 u 检验。如 $\overline{R}_{单}$ 与 $\overline{R}_{喘}$ 比较：

$$u=\frac{0.673-0.634}{\sqrt{\frac{1}{12}\left(\frac{1}{73}+\frac{1}{26}\right)}}=0.59$$

因 $u=0.59<1.96$，故 $P>0.05$，即两组疗效差异无显著性。

知识拓展

t 检验、方差分析、适合性检验，及相关或回归分析的显著性检验，都需要利用总体分布的信息，因此这些检验都称为参数检验，而非参数检验由于不涉及总体参数，也不依赖于总体分布的形式，因此它与总体分布状况无关，因此非参数检验又称为无分布检验（distribution-free test）。

对等级资料进行统计分析时，应注意：在设计阶段，根据研究目的确定应用等级资料法还是基于卡方检验统计分析；在设计阶段，明确等级资料的疗效判断标准，而在统计阶段用卡方检验，则违背了统计学的基本原则；对有前后测量的等级资料，仅对治疗后数据用 Ridit 分析或 Wilcoxon 秩和检验进行统计分析是不准确的，要用等级资料前后测量的统计分析方法进行统计分析。

实训任务

【任务 6－1】按照严格统计设计，使用 A、B 两种方案治疗某常见传染病的疗效见表 6－6。

表 6-6　两种治疗方案效果比较

治疗方案	无效	好转	显效	痊愈
A方案	17	25	60	48
B方案	23	42	55	80

问题:(1) 判断两种治疗方案的优劣。

(2) 如果A方案治疗的成本低于B方案,你认为应选择哪一种方案较好?

【任务6-2】某医院采用复方江剪刀草合剂与胆麻片治疗老年慢性支气管炎,复方江剪刀草合剂共治疗333例,胆麻片组治疗282例,其疗效结果见表6-7。

表 6-7　复方江剪刀草合剂与胆麻片治疗老年慢性支气管炎效果比较

治疗方案	无效	进步	显效	痊愈
复方江剪刀草合剂	76	187	67	3
胆麻片	27	153	63	39

问题:(1) 两种疗法疗效是否相同?

(2) 如不相同,哪一组效果较好?

【任务 6-3】 用 V_{K3} 眼药水对近视眼患者作治疗，对照组用生理盐水作安慰剂，对两组的疗效进行观察，结果见表 6-8。

表 6-8 V_{K3} 眼药水治疗近视眼患者的疗效观察

治疗分组	恢复	进步	不变	退步
生理盐水组	1	10	60	20
V_{K3} 眼药水组	4	11	93	8
合计	5	21	153	28

问题：(1) 试分析 V_{K3} 眼药水对近视眼患者的治疗是否有疗效。

(2) 如何采用 SPSS 软件进行非参数统计分析？

【任务 6-4】 某医院以蛞蝓胶囊为主，综合治疗中晚期肺癌，并与中西医结合治疗（对照 1）组及联合化疗（对照 2）组作比较观察，其近期疗效分为部分缓解、稳定、恶化三级，见表 6-9。

表 6-9 蛞蝓胶囊治疗中晚期肺癌疗效对比

疗效	治疗	对照 1	对照 2	合计
缓解	10	9	16	35
稳定	4	10	27	41
恶化	2	4	10	16
合计	16	23	53	92

问题：试比较三组的疗效。

实训项目七　药品检测线性分析

实训目标

1. 能借助统计工具快速分析医药领域两因素之间的相关关系。
2. 能应用一元线性回归分析技术进行药品含量及稳定性分析。

实训内容

1. 一元线性相关分析技术。
2. 一元线性回归分析技术。

实训指导

一、实训基础

(一) 稳定性研究

稳定性研究是原料药或制剂质量控制研究的重要组成部分，是通过设计一系列的实验来揭示原料药和制剂的稳定性特征。稳定性实验通常包括影响因素实验、加速实验和长期实验等。影响因素实验主要是考察原料药和制剂对光、湿、热、酸、碱、氧化等的稳定性，了解其对光、湿、热、酸、碱、氧化等的敏感性，主要的降解途径及降解产物，并据此为进一步验证所用分析方法的专属性、确定加速实验的放置条件及选择合适的包装材料提供参考。加速实验是考察原料药或制剂在高于长期贮藏温度和湿度条件下的稳定性，为处方工艺设计、偏离实际贮藏条件其是否依旧能保持质量稳定提供依据，并根据实验结果确定是否需要进行中间条件下的稳定性实验及确定长期实验的放置条件。长期实验则是考察原料药或制剂在拟定贮藏条件下的稳定性，为确认包装、贮藏条件及有效期(复检期)提供数据支持。

对临用现配的制剂，或是多剂量包装开启后有一定的使用期限的制剂，还应根据其具体的临床使用情况，进行配伍稳定性实验或开启后使用的稳定性实验。

稳定性实验设计应围绕相应的实验目的进行。例如，影响因素实验的光照实验是要考察原料药或制剂对光的敏感性，通常应采用去除包装的样品进行实验；如实验结果显示其过度降解，首先要排除是否因光源照射时引起的周围环境温度升高造成的降解，故可增加避光的平行样品作对照，以消除光线照射之外其他因素对实验结果的影响。另外，还应采用有内包装(必要时，甚至是内包装加外包装)的样品进行实验，考察包装对光照的保护作用。

（二）一元线性相关与回归分析

一元线性相关分析用于分析两变量之间是否存在直线相关关系，并测量两变量之间的密切程度及相关方向。该分析方法的前提是两变量均符合正态分布。样本相关系数用符号 r 表示：

$$r=\frac{l_{xy}}{\sqrt{l_{xx}l_{yy}}},\nu=n-2$$

式中，l_{xy} 表示 x 与 y 的离均差积和，即

$$l_{xy}=\sum(x-\overline{x})(y-\overline{y})=\sum xy-n\cdot\overline{x}\cdot\overline{y}$$

l_{xx}、l_{yy} 分别是 x、y 的离均差平方和，即

$$l_{xx}=\sum(x-\overline{x})^2=(n-1)s_x^2,l_{yy}=\sum(y-\overline{y})^2=(n-1)s_y^2$$

一元线性回归分析用于分析两变量之间的依存关系。在数理统计中常用最小二乘法(OLS)估算两变量之间线性回归关系。一元线性回归方程的一般表达式为：

$$\hat{y}=a+bx$$

根据最小二乘法原则，导出 b 和 a 的计算公式为：

$$b=\frac{l_{xy}}{l_{xx}}=\frac{\sum xy-n\cdot\overline{x}\cdot\overline{y}}{(n-1)s_x^2}=\frac{r\cdot\sqrt{l_{xx}l_{yy}}}{l_{xx}}=\frac{r\cdot s_y}{s_x}$$

$$a=\overline{y}-b\overline{x}$$

实际问题中，有时候两变量间的关系并非线性的，但经过适当的变换可以转换为一元线性回归的问题，此为“曲线直线化”的过程。实际操作中可绕过“曲线直线化”变换，借助计算软件直接进行非线性拟合，两种方法的本质和计算结果都是完全相同的。可以做“曲线直线化”变换的主要是指对数方程和指数方程。

线性回归预测方法可以分为点预测和置信区间预测法。

(1) 点预测法：将自变量取值代入回归预测模型求出因变量的预测值。

(2) 置信区间预测法：估计一个范围，并确定该范围出现的概率。置信区间大小的影响的

因素有:因变量估计值;回归标准差;概率度 t。

(3) 利用回归方程进行预测:将自变量 x 的值代入回归方程式,则可得到应变量 y 的估计值 $\hat{y}$,即预测值。其意义为当 $x=x_0$ 时应变量 Y 的样本均数,也称为条件均数,其总体均数 $u_{\hat{y}}$ 的可信区间用下式估计

$$\hat{y} \pm t_{\alpha,(n-2)} \cdot s_{\hat{y}}$$

式中,$s_{\hat{y}}$ 是条件均数 $\hat{y}$ 的标准误,计算公式为

$s_{\hat{y}} = s_{yx} \cdot \sqrt{\dfrac{1}{n} + \dfrac{(x_0 - \bar{x})^2}{(n-1)s_x^2}}$ 其中剩余标准差 $s_{yx} = \sqrt{\dfrac{(n-1)(1-r^2)s_y^2}{n-2}}$。

而预测值 $\hat{y}$ 的波动范围又称为个体值的允许空间,相当于参考值范围的估计

$$\hat{y} \pm t_{\alpha,(n-2)} \cdot s_y$$

s_y 是 $x=x_0$ 时样本 $\hat{y}$ 的标准差

$$s_y = s_{yx}\sqrt{1 + \frac{1}{n} + \frac{(x_0 - \bar{x})^2}{(n-1)s_x^2}}$$

上述预测值及其均数的可信区间或个体值的允许空间均可通过 SPSS 软件直接求出。

二、实训用物

计算器;计算机;SPSS 软件。

三、实训要点

【案例 7-1】在一项药物有效期的研究中,研究者按新药审批规定,在生产后的不同时期从 3 批药品中各取一片,重复三次测量其主要成分的含量。生产后不同时期与其重复测量结果的均数见表 7-1。

表 7-1　某药物存放时间与主要成分含量测量结果

编　号	存放时间(X)	测量结果(Y)
1	0	52
2	3	51
3	6	50
4	9	50
5	12	48
6	15	47

试计算存放时间 x 与主要成分含量 y 的相关系数。

（1）建立 SPSS 数据文件，见图 7－1。

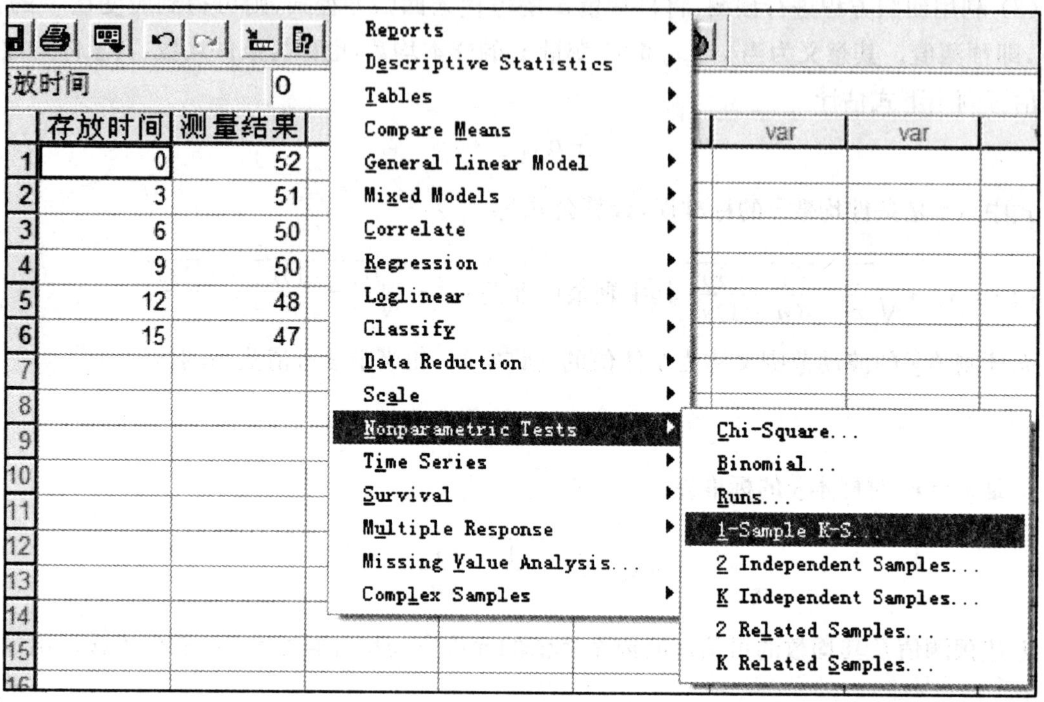

图 7－1　建立数据库并选择特定分布检验命令

（2）绘制散点图：选择菜单 Graphs→Scatter，点 Simple scatter→Define，将“存放时间”选入 X Axis 框中，将“测量结果”选入到 Y Axis 框中。发现大致呈线性关系。

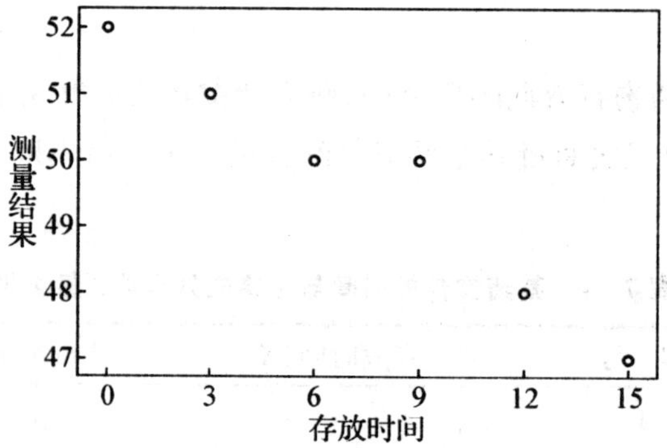

图 7－2　双变量线性相关图

（3）选择 Analyze Nonparametric Test One-Sample Kolmogorov Smirnov Test，检验数据是否符合特定的分布。其中 Normal 表示检验的正态分布，均匀分布是 Uniform，泊松分布是 Poisson，指数分布是 Exponential（图 7－3）。

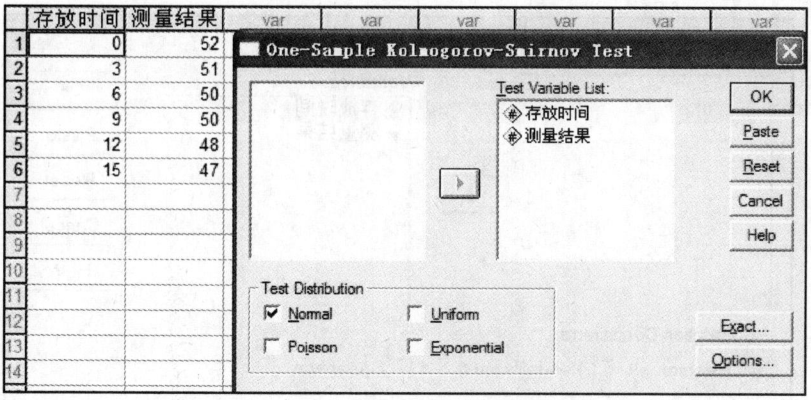

图 7－3　对各变量进行正态性检验

检验结果证实是双变量正态分布(图 7－4)。

One-Sample Kolmogorov-Smirnov Test

		存放时间	测量结果
N		6	6
Normal Parameters[a,b]	Mean	7.50	49.67
	Std. deviation	5.612	1.862
Most Extreme Differences	Absolute	.122	.238
	Positive	.122	.148
	Negative	−.122	−.238
Kolmogorov-Smirnov Z		.299	.582
Asymp. Sig. (2-tailed)		1.000	.887

a. Test distribution is Normal.
b. Calculated from data.

图 7－4　正态性分布检验结果

(4) 确定为双变量正态分布后，计算相关系数并做假设检验，过程见图 7－5、图 7－6、图 7－7。

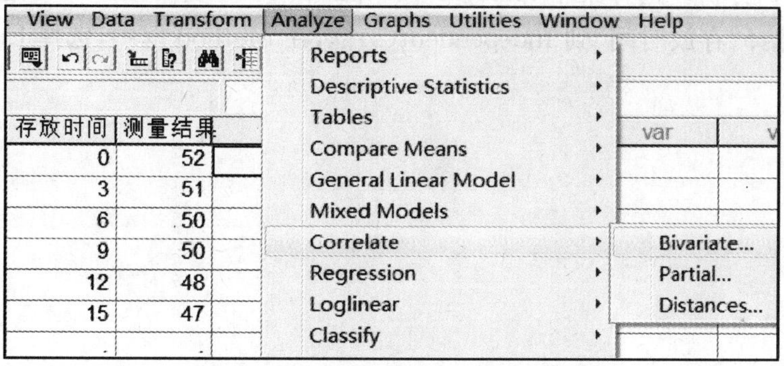

图 7－5　选择双变量相关分析命令

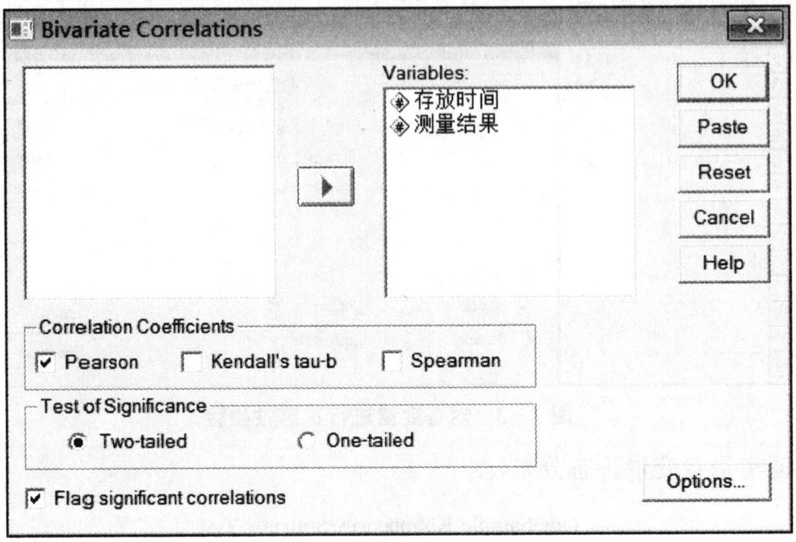

图 7－6　双变量相关分析设置

Correlations

		存放时间	测量结果
存放时间	Pearson Correlation Sig. (2-tailed) N	1 6	－.976** .001 6
测量结果	Pearson Correlation Sig. (2-tailed) N	－.976** .001 6	1 6

** Correlation is significant at the 0.01 level(2-tailed).

图 7－7　双变量相关分析结果

(5) 进行回归分析。选择菜单 Analyze→Regression→Linear(图 7－8)；选择“测量结果”到 Dependent 框，选择“存放时间”到 Independent(s)框，在 Method 框中，选择 Enter。

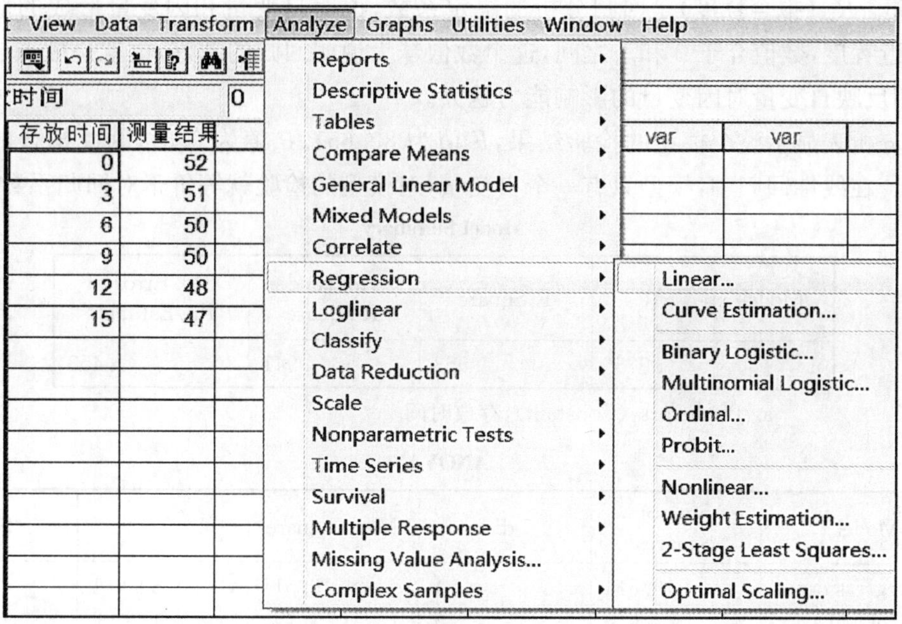

图 7-8　选择回归分析命令

(6) 点 Statistics→Estimates→Confidence intervals→Model fit→Descripitive(图 7-9)。

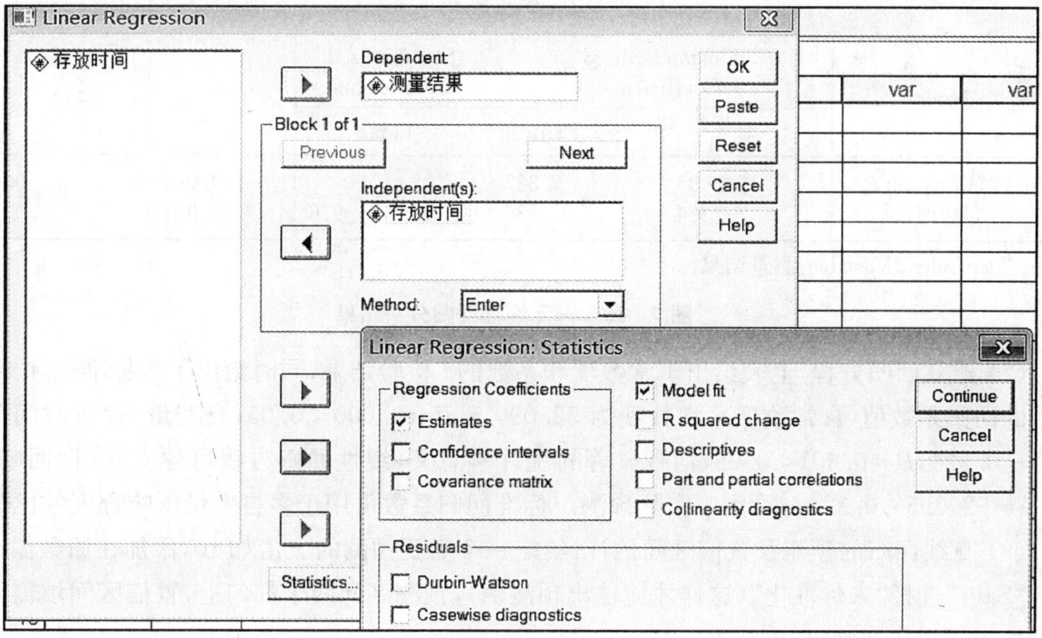

图 7-9　正确设置回归分析选项

分析显示，相关系数 $R=0.976$，拟合优度 $R_{方}=0.953$，调整后的拟合优度 0.941，标准估计误差 0.453。$R_方$(拟合优度)是回归分析的决定系数，说明自变量和因变量形成的散点与回归曲线的接近程度，数值介于 0 和 1 之间，这个数值越大说明回归的越好，也就是散点越集中于回归线上，即反映自变量对因变量的影响能力越大。

方差分析表显示整个模型的检验结果，F 值为 80.651，P 值为 0.01，因此拟合的模型有统计学意义。在线性回归中，模型只有一个自变量，对模型的检验就等价于对回归系数的检验。

Model Summary

Model	R	R Square	Adjusted R Square	Std. Error of the Estimate
1	.976[a]	.953	.941	.453

a. Predictors:(Constant),存放时间

ANOVA[b]

Model		Sum of Squares	df	Mean Square	F	Sig.
1	Regression	16.514	1	16.514	80.651	.001[a]
	Residual	.819	4	.205		
	Total	17.333	5			

a. Predictors:(Constant),存放时间;
b. Dependent Variable:测量结果。

Coefficients[a]

Model		Unstandardized Coefficients		Standardized Coefficients	t	Sig.
		B	Std. Error	Beta		
1	(Constant)	52.095	.327		159.069	.000
	存放时间	−.324	.036	−.976	−8.981	.001

a. Dependent Variable:测量结果。

图 7-10　一元线性回归分析结果

(7) 建立回归方程：上表给出了常数项和系数的 t 检验结果，同时给出了未标准化和标准化之后的回归系数值(含常数项)，常数项为 52.090 5，$P=0.000<0.05$；自变量“存放时间”的系数为 -0.324，$P=0.001<0.05$，均有显著的统计学意义，线性回归方程可建立，线性回归方程为：$\hat{y}=52.095-0.324x$，可用于实际预测。标准回归系数可用于多自变量影响程度的比较。

(8) 直线回归的预测及置信区间估计：给定一个需要预测的 x 值如 10，添加在原数据库下。打开“Save”选择“未标准化”(这样才能输出预测值)，预测区间两个都勾上，置信区间填需要的。之后按步骤操作和确定，出结果。

再次进行回归分析(图 7-11)。

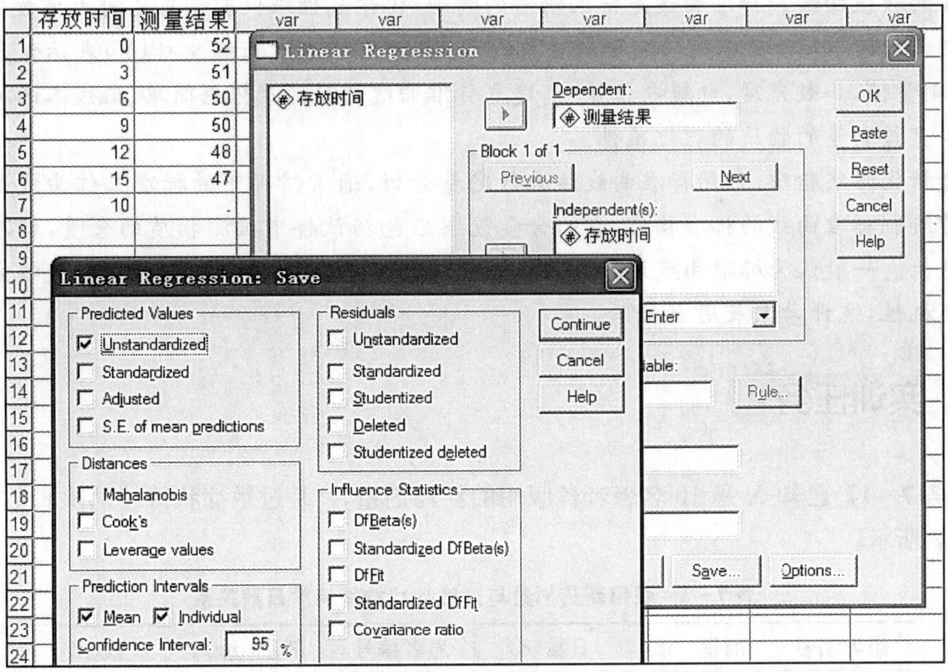

图 7-11　直线回归预测及置信区间估计回归分析设置

输出窗口还是各项检验的结果，预测值要返回数据窗口看。其中 PRE 是预测值，LMCI 和 UMCI 是均值预测置信区间的上下限，LICI 和 UICI 是个别值预测置信区间（或称为个体值的 $1-\alpha$ 容许空间）的上下限。下图中 PRE1 为“存放时间”X 对应的“测量结果”Y 预测值，LMCI 1 和 UMCI 1 为 Y 的均数的可信区间下限与上限；LICI 1 和 UICI 1 为个体 Y 值的允许区间的下限和上限。

	存放时间	测量结果	PRE_1	LMCI_1	UMCI_1	LICI_1	UICI_1
1	0	52	52.09524	51.18595	53.00452	50.54436	53.64612
2	3	51	51.12381	50.44116	51.80646	49.69397	52.55365
3	6	50	50.15238	49.61794	50.68682	48.78708	51.51769
4	9	50	49.18095	48.64652	49.71539	47.81565	50.54626
5	12	48	48.20952	47.52687	48.89218	46.77968	49.63937
6	15	47	47.23810	46.32881	48.14738	45.68721	48.78898
7	10	.	48.85714	48.28643	49.42785	47.47723	50.23705
8							

图 7-12　直线回归预测及置信区间估计结果

利用 Excel 软件同样可以进行一元相关分析与一元线性回归分析，详见相关使用说明。

知识拓展

标准曲线（standard curve）是指通过测定一系列已知组分的标准物质的某理化性质，而得到的性质的数值曲线。标准曲线是标准物质的物理/化学属性跟仪器响应之间的函数关系。该曲线的横坐标(X)表示可以精确测量的变量(如标准溶液的浓度)，纵坐标(Y)表示仪器的响应值(也称测量值，如吸光度、电极电位等)。建立标准曲线的目的是根据简单、低成本的操作方法推导难以直接测量的物质的理化属性。

在分析化学实验中，常用标准曲线法进行定量分析，通常情况下的标准工作曲线是一条直线。用作绘制标准曲线的标准物质，它的含量范围应包括试样中被测物质的含量，标准曲线不能任意延长。一般认为标准曲线用相关系数来评价好坏，但最科学的方法是检验直线方程剩余残差的随机性，统计学上采用 F 检验。

实训任务

【任务 7-1】已知 X 是 10 名患者各服用的新药剂量，Y 是过敏症状持续消除日数，其数据如表 7-2 所示。

表 7-2　服用新药剂量与过敏症状持续消除日数关系

患者编号	剂量(mg)	日数(d)	患者编号	剂量(mg)	日数(d)
1	3	9	6	6	16
2	3	5	7	7	22
3	4	12	8	8	18
4	5	9	9	8	24
5	6	14	10	9	22

问题：(1) 画出 X 与 Y 的散点图。

(2) 计算相关系数并进行相关系数显著性检验($\alpha=0.05$)。

(3) 建立线性回归方程并进行回归系数显著性检验($\alpha=0.05$)。

(4) 利用 Excel 软件作出回归直线图并标明回归方程。

【任务 7-2】某药物分析实验室测得砷含量(μg)与吸光度值见表 7-3。

表 7-3　砷含量与吸光度关系

编号	1	2	3	4	5	6
砷含量(μg)	0	2	4	6	8	10
吸光度	0.014	0.106	0.202	0.280	0.381	0.470

问题:试制作相关图,并建立砷含量对吸光度的回归直线。

【任务 7-3】银盐法测定食品中的砷时,由分光光度计测得吸光度 Y 与砷浓度 X 的数量关系如表 7-4。

表 7-4　吸光度与砷浓度关系

砷浓度(X)	1	3	5	7	10
吸光度(Y)	0.045	0.148	0.271	0.383	0.533

问题:(1) 画出 X 与 Y 的散点图。

(2) 计算相关系数并进行相关系数显著性检验($\alpha=0.05$)。

(3) 建立线性回归方程并进行回归系数显著性检验($\alpha=0.05$)。

【任务 7－4】 常咯啉对电刺激家兔左心室致颤阈的影响，实验测得家兔静脉注射不同剂量的常咯啉与左心室致颤阈的关系如表 7－5。

表 7－5　不同剂量的常咯啉与左心室致颤阈的关系

剂量(mg/kg)	2	4	6	8
效应(V)	7.83	14.67	18.83	27.33

问题：试对剂量与效应二者关系进行分析。

【任务 7－5】 用双波长薄层扫描仪对紫草含量进行测定，得其浓度与测得积分值的数据关系如表 7－6。

表 7－6　紫草含量与测得积分值关系

C(mg/100 ml)	5	10	15	20	25	30
积分值(h)	15.2	31.7	46.7	58.9	78.9	82.8

问题：试建立紫草浓度与积分值关系线性方程并进行假设检验。

【任务7-6】考虑硝酸钠的可溶性程度时，对一系列不同的温度观察它在100 ml的水中溶解的硝酸钠的重量。得到观察结果如表7-7。

表7-7　不同温度与100 ml水中溶解的硝酸钠重量关系

温度(x)	0	4	10	15	21
重量(y)	66.7	71.0	76.3	80.6	85.7

问题：求重量对温度的一元线性回归方程，并求重量对温度的相关系数并检验其显著性。

【任务7-7】19名正常人口服用某药后，测得24小时尿量与该药的总排出量间的关系如表7-8。

表7-8　24小时尿量 x 与排药量 y 之间的关系

编号	1	2	3	4	5	6	7	8	9	10
X(100 ml)	4.90	6.65	10.15	10.40	10.85	11.75	12.10	14.80	16.25	21.25
Y(mg)	3.10	4.16	5.09	4.77	5.53	4.12	5.00	6.82	7.15	6.81

问题：(1) 请画出尿量与排药量之间的散点图；

(2) 求出总排出量对尿量的一元线性回归方程；

(3) 求出总排出量对尿量的相关系数，并做出假设检验。

【任务 7-8】查四君子汤等六个治疗气虚证的处方中，人参、白术二味中药的用量见表 7-9。

表 7-9　二味中药用量

处　方	人参	白术
生脉散	10	0
四君子汤	12	9
补中益气汤	10	10
八珍汤	6	9
参苓白术散	1 000	1 000
炙甘草汤	6	0

问题：若人参用量为 9 克，则宜配白术用量多少克？

【任务 7-9】药物质量标准制定工作中，采用高效液相分析对头孢克洛胶囊的含量进行测定，首先作出标准曲线，以对照液浓度对平均峰面积做回归分析，得到结果如表 7-10。

表 7-10　头孢克洛胶囊的含量与峰面积平均值关系

浓度(μg/ml)	峰面积平均值
21.22	266 247.969
53.09	647 267.625
106.10	1 279 274.563
212.19	2 526 905.550
318.29	3 793 703.500
530.48	6 347 916.000

问题：用峰面积值对浓度做回归分析，求出回归方程，给出相关系数，并作出回归线。

【任务 7－10】 表 7－11 是 7 大名牌饮料的广告支出(百万美元)与箱销售量(百万)的数据。

表 7－11　广告支出与箱销售量

品　牌	广告支出(百万美元)	箱销售量(百万)
Coca-Cola Classic	131.3	1 929.2
Pepsi-Cola	92.4	1 384.6
Diet Coke	60.4	811.4
Sprite	55.7	541.5
Dr. Pepper	40.2	536.9
Mountain Dew	29.0	535.6
7-Up	11.6	219.5

问题:利用回归分析来分析广告支出与箱销售量的关系。

【任务 7－11】 静脉输注西梭霉素后,血药浓度 c 与时间 t 可用关系式 $c=c_0\cdot e^{-kt}$ 表示,其中 $c_0=\dfrac{D}{V}$(D 为给药量,V 为表观分布容积),k 为消除速率常数。现给体重为 20 g 的小鼠注射西梭霉素 0.32 mg 后,测得一些时间点的血药浓度如表 7－12:

表 7－12　一些时间点的血药浓度

时间(min)	20	40	60	80	100	120	140	160
血药浓度(μg/ml)	32.75	16.50	9.20	5.00	2.82	1.37	0.76	0.53

问题:根据上述数据求出消除速率常数 k 以及表观分布容积 V。

实训项目八　医药统计图表的制作

实训目标

1. 熟悉统计表的绘制要点与要求。
2. 能够根据资料的类型正确选用统计图。
3. 能够借助统计软件快速制作统计图表。

实训内容

1. 常见统计图表制作要求。
2. 常用统计图表人工及计算机软件绘制方法。
3. 直方图、直条图、线图、圆图、质量控制图和箱图的制作步骤。

实训指导

一、实训基础

（一）统计表的基本要求

统计表的制表原则是重点突出，简单明了，主次分明，层次清楚。具体要求如下：

(1) 标题：位于表上方正中，简明扼要地概括表的主要内容，应包括时间、地点、内容等。若资料中有多张表格，可用表序加以区别，表序写在标题的左边，如表 1、表 2－2 等。

(2) 标目：即表内所列项目，用以说明表内数字含义，分为横标目、纵标目和总标目。横标目位于表的左侧，表明被研究事物的主要标志或分组，向右说明每一横行数字含义。纵标目位于标目线的上端，表明被研究事物的次要分组及各统计指标的内容，向下说明每一竖列数字含义，一般是绝对数或统计量，并注明计量单位。总标目是对横标目和纵标目内容的概括，横标目的总标目位于表的左上角，纵标目的总标目在需要时才设置。横、纵标目的先后顺序，可按时间的先后、事物的重要性、数字的大小、地理分布等有规则地排列。

(3) 线条：统计表常要求是三线表，表内一般允许有顶线、底线、标目线。组合表中有分标目线(分标目线之间应有间断)。不允许出现竖线、斜线。

(4) 数字：表内数字首先要求准确无误，一律用小写的阿拉伯数字书写。小数点应对齐，同一指标的保留位数应相同，一般保留 1～2 位小数。数字后不带单位，不允许出现空格，无数字时用"—"表示，暂缺或未记录用"…"表示，若数字是"0"应填写"0"，因其表达的是一个结果。注意数字位数的整齐性和因四舍五入等原因导致的合计值不符合逻辑的情况。

(5) 备注：表内不应有其他文字出现，需要说明的备注用"＊"号标出，写在底线下面。

(二) 制图的基本要求

统计图是用点的位置、直条的长短、线条的升降、面积的大小、颜色差异以及图案不同，来表达事物的数量特征、内部构成、变化趋势、强度对比、时间或地域分布的几何图形。统计图数字表达粗略，一般应附有统计表。制图的基本要求是：

(1) 根据资料的性质和分析的目的选择相应的图形。

(2) 标题位于图的下方正中，简明扼要地说明主题，必要时写上时间和地点。

(3) 如图形有纵、横轴，应标明标目、单位、标尺刻度，纵轴尺度自下而上、横轴尺度自左向右，数值由小增大，纵轴起点一般为 0。

(4) 复式图可用不同图案或颜色加以区别，但需用图例加以说明，图例放在图中适当的位置。

(5) 手动制图时，除构成图外的图形纵横坐标之比一般以 5∶7 左右为宜。

(6) 使用计算机软件作图的软件较多，一般可选用 Excel、SPSS、PRISM 及其他专业软件。

表 8-1　统计图的选择条件

资料的性质和分析目的	选用的统计图
分析和比较相互独立的各指标数值的大小	直条图
分析事物内部各组成部分所占比重(构成比)	圆图或百分条图
描述事物随时间变化趋势或描述两现象相互变化趋势	线图、半对数线图
描述双变量资料相互关系的密切程度或相互关系的方向	散点图
描述连续型变量的频数分布	直方图
描述某现象的数量在地域上的分布	统计地图

二、实训用物

计算器；计算机；SPSS 与 Excel 软件。

三、实训要点

【案例 8－1】统计表的制作，见表 8－2、表 8－3。

表 8－2　2009 年某地注册药品剂型分布

剂　型	数量	比例(%)
注射液	549	34.68
片剂	380	24.01
原料药	232	14.66
胶囊剂	144	9.09
颗粒剂	56	3.54
滴液	44	2.78
口服溶液	35	2.21
其他	143	9.03
合计	1 583	100.00

表 8－3　2010 年某县 1 585 例引起 ADR 的药品种类及构成比

药物种类	主要药物	n
抗微生物药	头孢曲松钠、阿奇霉素、左氧氟沙星、头孢哌酮钠、头孢呋辛钠、头孢噻肟钠、阿莫西林、青霉素钠	765
中成药	黄芪、葛根素、血塞通、双黄连、清开灵	332
循环系统药物	单硝酸异山梨脂、二甲双胍、卡托普利	151
解热镇痛抗炎	布洛芬、双氯芬酸钠、尼美舒利	98
呼吸系统药物	硫酸沙丁醇胺、氨酚烷胺、盐酸氨嗅索	60
消化系统药物	盐酸甲氧氯普胺、甘草酸单胺、山莨菪碱、雷尼替丁	58
维生素、矿物质及营养药	脑蛋白水解物、维生素 C、水溶性维生素、维生素 B12、维生素 D 钙	48
激素类	米菲司四酮、缩宫素、胰岛素	11
生物制剂	人用狂犬疫苗、破伤风抗毒素	4
调节中枢神经药物	胞磷胆碱酶、吡拉西坦、盐酸地芬尼多	21
其他	抗寄生虫、抗肿瘤、麻醉药等	37

【案例 8－2】 常用统计图的制作，见圆图（图 8－1）、直条图（图 8－2）、线图（图 8－3～图 8－5）。

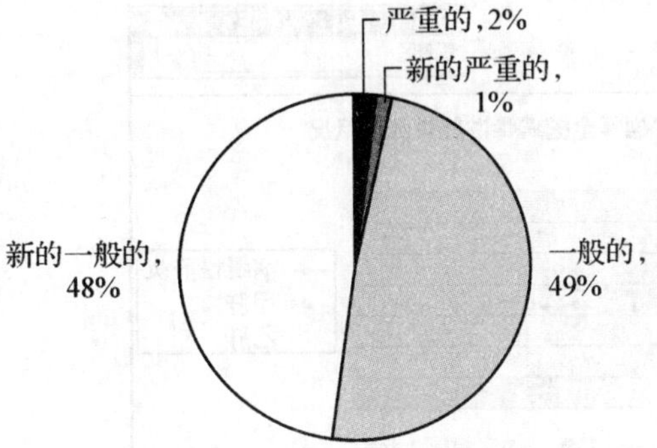

图 8－1 332 例中药制剂 ADR 程度分级（SFDA 标准）

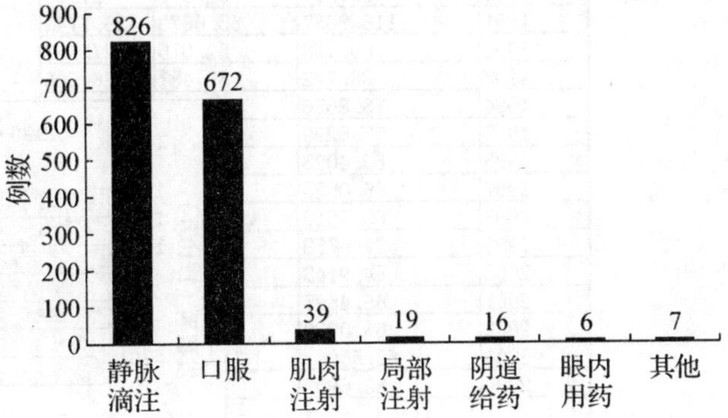

图 8－2 1 585 例 ADR 患者给药途径构成

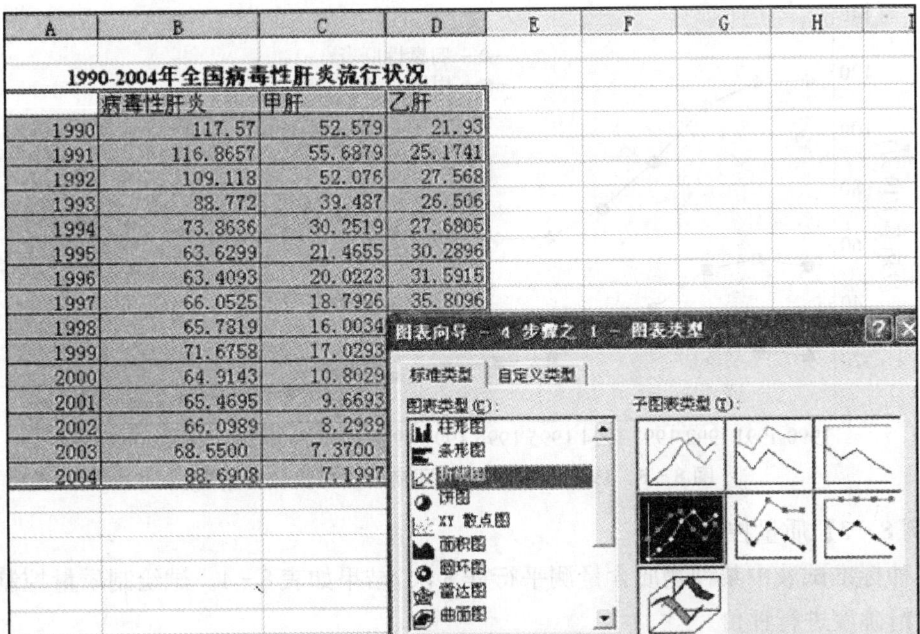

1990-2004年全国病毒性肝炎流行状况

	病毒性肝炎	甲肝	乙肝
1990	117.57	52.579	21.93
1991	116.8657	55.6879	25.1741
1992	109.118	52.076	27.568
1993	88.772	39.487	26.506
1994	73.8636	30.2519	27.6805
1995	63.6299	21.4655	30.2896
1996	63.4093	20.0223	31.5915
1997	66.0525	18.7926	35.8096
1998	65.7819	16.0034	
1999	71.6758	17.0293	
2000	64.9143	10.8029	
2001	65.4695	9.6693	
2002	66.0989	8.2939	
2003	68.5500	7.3700	
2004	88.6908	7.1997	

图 8－3 Excel 软件制作线图步骤 1——选择折线图

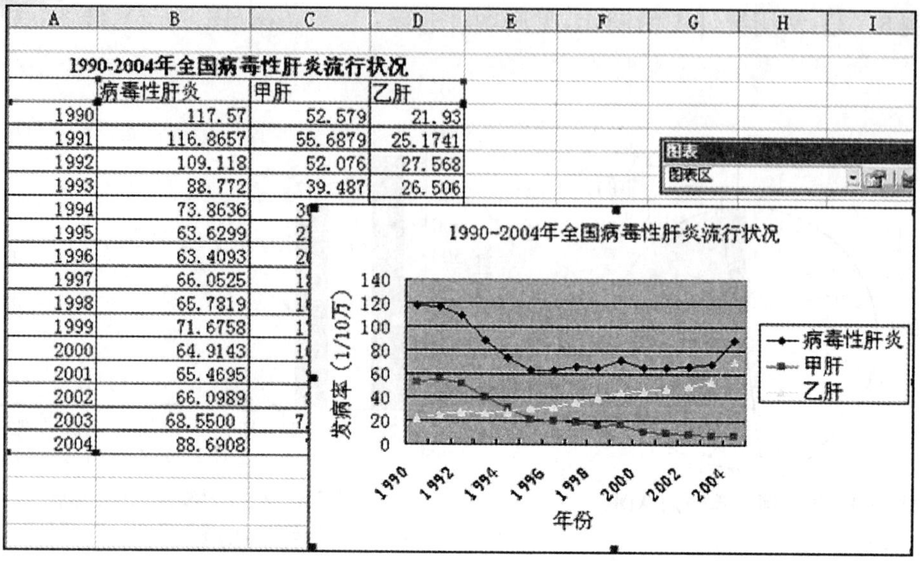

图 8-4　Excel 软件制作线图步骤 2——获得初步折线图

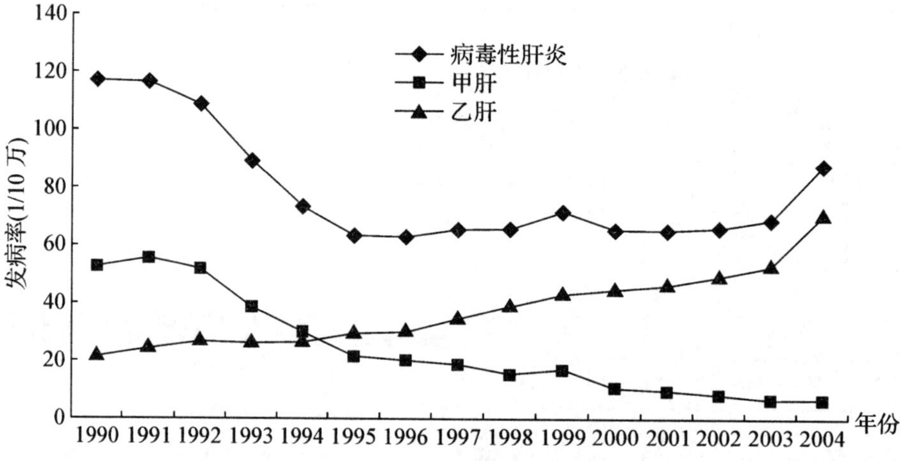

图 8-5　1990—2004 年全国病毒性肝炎流行情况

【案例 8-3】质量控制图

对一种标准试液中某种物质含量测平行样 5 次，结果如表 8-4。试绘制质量控制图以便对准确度与精确度进行评价。

表 8-4　标准试液中某种物质含量平行测定结果

测定次序	第一次	第二次	均数	极差
1	10.4	10.1	10.25	0.3
2	10.8	11.0	10.90	0.2
3	9.8	10.4	10.10	0.6
4	9.4	11.0	10.20	1.6
5	10.1	11.3	10.70	1.2

(1) 建立数据库

激活数据管理窗口,定义变量名:平行样数据的变量名为 DATA,将测定数据一并输入;设一变量为 GROUP,用于定义测定次序,依次输入 1、2、3、4、5(均数和极差的数据不必输入,系统会自动生成)。

(2) 制作控制图

选 Graphs 菜单的 Control...过程,弹出 Control Chart 定义选项框,有以下几种质量控制图可选:

● X-Bar,R,s:均数控制图和极差(标准差)控制图。均数控制图又称 X-Bar 图,用于控制重复测定的准确度;极差控制图又称 R 图,用于控制例数较少时重复测定的精确度;标准差控制图又称 s 图,用于控制例数较多时重复测定的精确度。

● Individuals,Moving Range:个值控制图。根据容许区间的原理绘制,适用于单个测定值的控制。

● p,np:率的控制图。根据率的二项分布原理绘制,适用于率的控制。

● c,u:数量控制图。根据组中非一致测定值绘制,各组例数相等时用 u 图,不相等时用 c 图,适用于属性资料的质量控制。

本例选用 X-Bar,R,s。选项框的下方为数据类型选择栏(Data Organization),Cases are units 表示数据文件中各观察样例只是一个值,其分组需要再定义;Cases are subgroups 表示数据文件中各观察样例本身就是一个组。

点击"Define"钮,弹出 X-Bar,R,s:Cases Are Units 对话框,在左侧的变量列表中选 data 点击"◀"钮使之进入 Process Measurement 框,选 group 点击"▶"钮使之进入 Subgroups Defined by 框。因本例样品少,故在 Charts 栏中选 X-Bar and range 项,要求输出均数控制图和极差控制图。点击 Titles...钮,弹出 Titles 对话框,在 Title 栏内输入"样品测定质控图",点击"Continue"钮返回 X-Bar,R,s:Cases Are Units 对话框,再点击"OK"钮即完成。

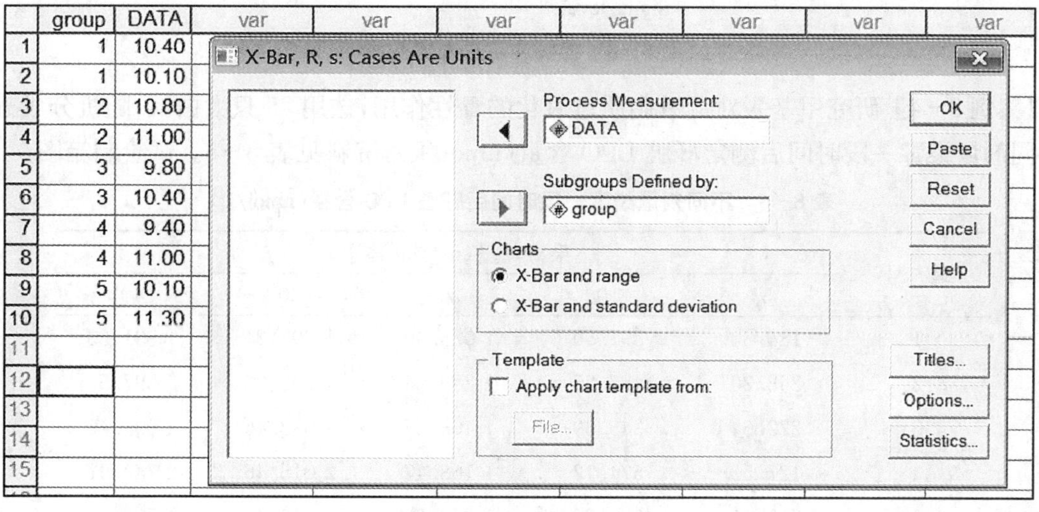

图 8-6　质量控制图制作数据库与选项准备

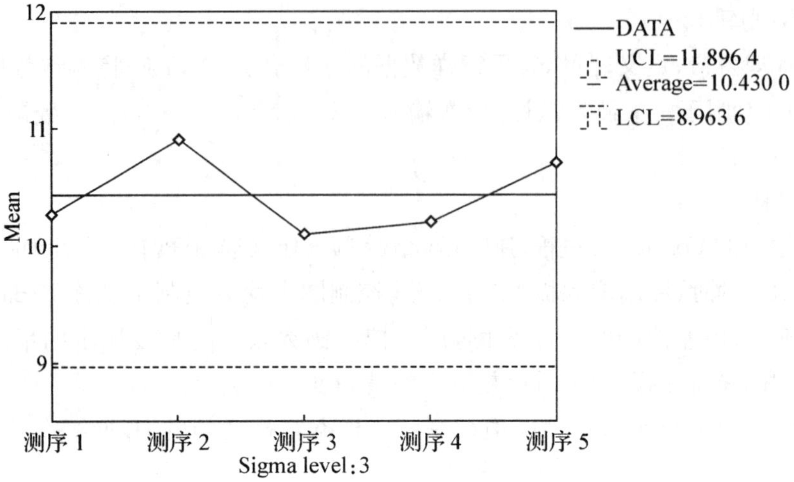

图 8－7　样品测定均数质控图

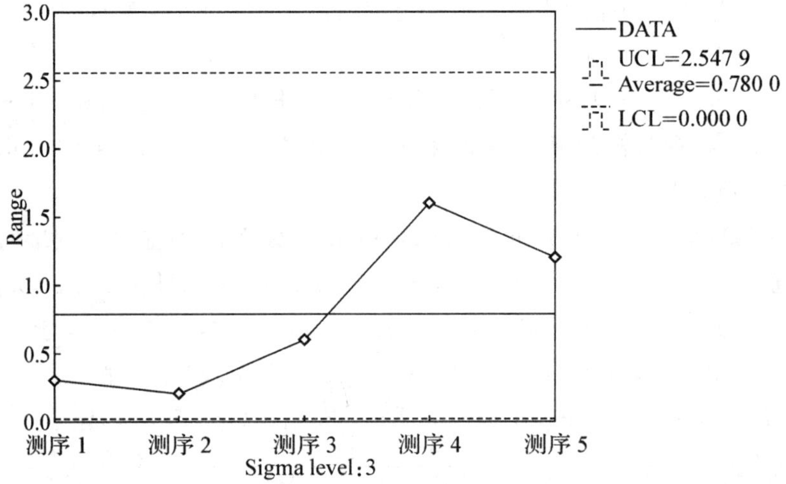

图 8－8　样品测定极差质控图

【案例 8－4】研究甲基汞对肝脏脂质过氧化的毒性作用，选用 25 只大白鼠，随机分成五组，按不同剂量染毒一段时间后测定肝脏 LPO 含量(nmol/L)，资料见表 8－5。试绘制箱图。

表 8－5　不同剂量染毒一段时间后肝脏 LPO 含量(nmol/L)

编　号	染毒剂量(mg/kg 体重)				
	5	10	20	30	40
1	184.30	391.50	1 025.40	1 897.21	1 821.33
2	268.20	487.25	1 289.24	1 705.33	2 897.53
3	222.64	345.69	1 463.55	1 532.46	2 001.40
4	127.52	574.12	1 168.47	2 015.46	2 748.97
5	291.50	526.78	1 356.70	2 100.40	4 539.75

(1) 数据准备:激活数据管理窗口,定义变量名:所测定肝脏 LPO 含量数据的变量名为 DATA,输入原始数据;再设一变量为 GROUP,用于定义不同染毒剂量组,依次输入 1、2、3、4、5。

(2) 操作步骤:选 Graphs 菜单的 Boxplot... 过程,弹出 Boxplot Chart 定义选项框,有 2 种箱图可选:Simple 为简单箱图,Clustered 为复式箱图,本例选用简单箱图。然后点击 Define 钮,弹出 Define Simple Boxplot:Summaries for Groups of Cases 对话框,在左侧的变量列表中选 data 点击"◀"钮使之进入 Variable 框,选 group 点击"▶"钮使之进入 Category Axis 框。点击"OK"钮即完成。

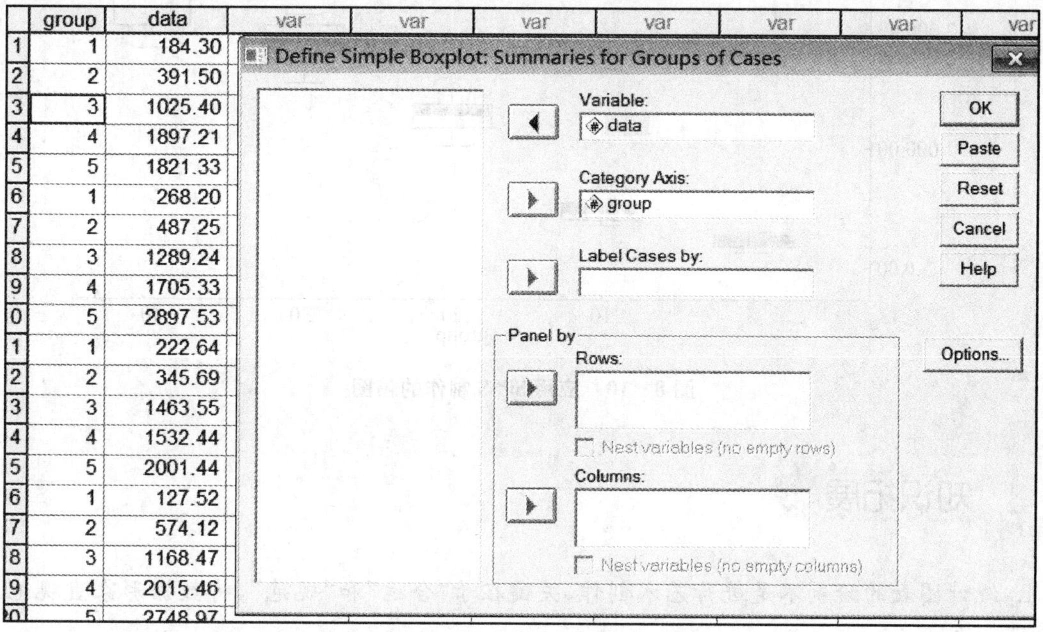

图 8-9　应用 SPSS 制作箱图数据与选项准备

(3) 结果显示:图 8-10 即为箱图,图形的含义是:中间的粗线为中位数,灰色的箱体为四分位(箱体下端为第 25 百分位数、上端为第 75 百分位数),两头伸出的线条表现极端值(下边为最小值、上边为最大值)。如果代表中位数的中间粗横线位于箱子的中部,提示数据分布为对称分布;如果中间横线位置偏下或偏上,提示数据分布为正偏态或负偏态。箱子越长(或越短),表示数据的波动范围越大(或越小)。箱图同时显示大于 1.5 倍四分位数间距的数值即异常值(用圆圈表示)和大于 3 倍四分位数间距的数值即极端值(用星号表示)。从图中可见:随染毒剂量的增加,大白鼠肝脏过氧脂质化的程度更严重,且 LPO 含量的变动范围也随之加大。

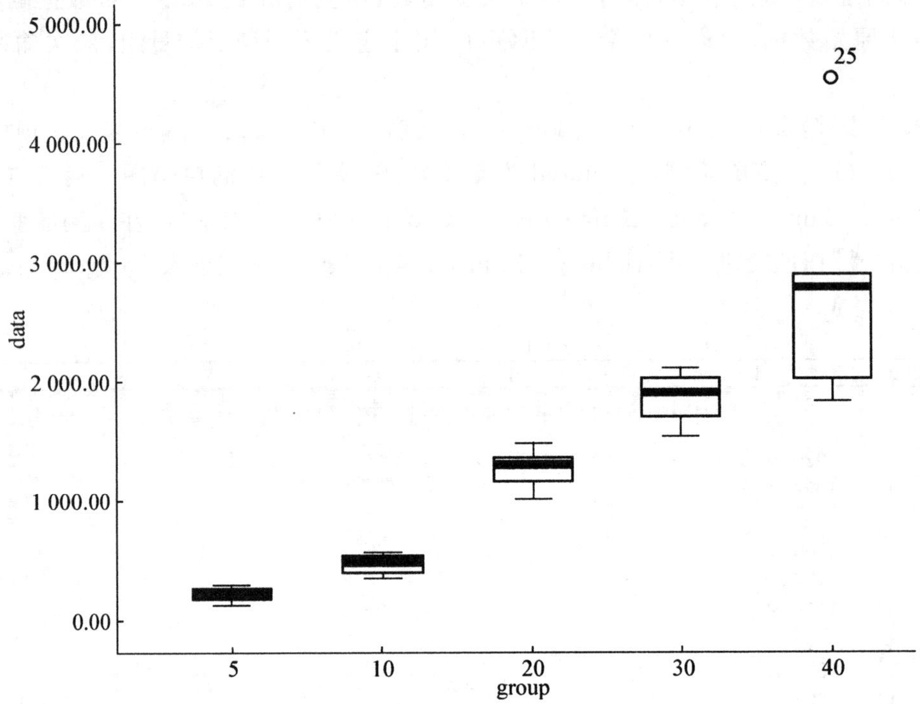

图 8－10　应用 SPSS 制作的箱图

知识拓展

1. 统计图表的绘制不是进行艺术创作，关键在于“合适”和“规范”，将数据形象直观地表达出来。

2. 统计图表的制作可以手工进行，也可以借助计算机软件完成；根据条件可采用不同色彩代替统计表的线条。

3. 统计图表制作必须遵循基本的制图通则，否则会因刻度范围不同或纵横轴比例差异误导读者。

实训任务

【任务 8－1】某地调查脾肿大和疟疾临床分型的关系、程度与血片查疟原虫结果如表 8－6。

表 8－6　脾肿大和疟疾临床分型

项目 脾肿程度	血膜阴性	血膜阳性				合 计		
		恶性疟		间日疟			例数	%
		例数	%	例数	%			
脾肿者	174	28	12.6	20	9.04	222	48	21.6
脾Ⅰ	105	8	6.6	9	7.40	122	17	13.9
脾Ⅱ	51	14	20.0	5	7.10	70	19	27.1
脾Ⅲ	15	6	23.1	5	19.20	26	11	42.3
其他	3	0	0.0	1	25.00	4	1	25.0

问题:此表有何缺点？请改进此表。

【任务 8－2】某地 2013 年 1 月雾霾天气期间 839 例正常人发汞值分布资料见表 8－7。

表 8－7　某地 2013 年 1 月雾霾天气期间 839 例正常人发汞值分布资料(μg/g)

组段	0～	0.2～	0.4～	0.6～	0.8～	1.0～	1.2～	1.4～	1.6～2.2	合计
例数	133	193	190	111	83	34	43	16	36	839

问题:试根据上表资料绘制适当统计图形。

【**任务 8－3**】已知不同人群每月钙的应摄入量及实际摄入量如表 8－8 所示。

表 8－8　某地不同人群的钙摄入量情况表

项　目	儿童	青少年	成人	更年期	孕妇
应摄入量	800	1 200	800	1 000	1 200
实际摄入量	322	418	350	350	650

问题:绘制不同人群的应摄入量与实际摄入量的分类条形图。

【**任务 8－4**】2011 年全球医药市场继续保持增长态势。在国家“十二五”开局之年，中国宏观经济环境总体平稳，中国医药经济在医改的带动下发展势头良好，为药品流通行业改革与发展奠定了坚实基础。以下数据源自 2011 年药品流通行业运行统计分析报告。

（1）2011 年区域销售比重结构:华东 42.0%，华北 19.3%，中南 19.1%，西南 11.6%，东北 5.0%，西北 3.0%，其中华东、华北、中南三大区域站到市场总额的 80.4%。

（2）2011 年药品流通直报企业主要经济状况。

表 8－9　2011 年药品流通直报企业主要经济指标分类统计

所有制分类	主营业务收入(亿元)	占比(%)	利润总额(亿元)	占比(%)
国有及国有控股企业	3 909.1	59.5	82.4	54.2
集体企业	17.9	0.3	0.2	0.1
股份制企业	1 499.4	22.8	40.8	26.8
外商及港澳台投资企业	595.1	9.1	14.0	9.2
私营企业	514.9	7.8	13.8	9.1
其他企业	31.5	0.5	0.8	0.6

表 8-10　2011 年批发企业主营业务收入前 5 名排序

序　号	企业名称	主营业务收入(万元)
1	中国医药集团总公司	12 456 339
2	上海医药(集团)股份有限公司	4 880 000
3	华润医药控股有限公司	4 122 375
4	九州通医药集团有限公司	2 479 820
5	南京医药股份有限公司	2 013 727

表 8-11　2011 年零售企业销售总额前 5 位排序

序　号	企业名称	主营业务收入(万元)
1	国药控股国大药房有限公司	371 800
2	重庆桐君阁药房连锁有限公司	369 000
3	广东大参林连锁药店有限公司	367 000
4	中国海王星辰连锁医药店有限公司	362 000
5	老百姓大药房连锁股份有限公司	357 000

表 8-12　2006—2011 年药品流通行业销售趋势

销售指标	2006	2007	2008	2009	2010	2011
同比增长率(%)	12.0	19.8	16.7	21.0	24.6	23.0
复合增长率(%)		15.8	16.1	17.3	18.7	19.4

问题:(1) 针对以上文字或表格信息,指出适合制作的统计图表。

(2) 利用 Excel 等软件将上述信息制作成合适的统计图表。

【任务 8-5】据药品流通行业统计直报系统不完全统计,2015 年我国医药物流企业广泛采用先进物流设备和管理软件及管理手段。其中,企业拥有仓储管理系统的占 71.9%,拥有温湿度自动监测系统的占 92.6%,拥有订单管理系统的占 80.9%,拥有数码拣选系统(DPS)的占

48.6%，拥有射频识别系统(RFID)的占 48.1%，拥有仓库控制系统(WCS)(设备控制系统)的占 50.3%，拥有运输管理系统(TMS)的占 49.2%，拥有可追溯温湿度监控系统的占 83.9%，拥有客户关系管理系统(CRM)的占 57.7%，拥有货主管理系统(TPL)的占 48.6%，基本实现了现代医药物流的专业化、信息化、标准化的融合。

问题：(1) 请将上述文字描述用统计表进行展示；

(2) 请将上述文字信息用合适的统计图加以展示。

【任务 8-6】表 8-13 为 2015 年我国医药制造行业运营现状及主要细分产业经营数据分析。

表 8-13　2015 年上半年我国医药行业细分产业经营现状

行业	企业数(家)	总产值(亿元)	资产(亿元)	销售收入(亿元)	利润(亿元)
医药制造业	7 000	12 872.66	22 424.71	11 735.51	1 207.10
化学药品原料药制造	1 242	2 404.46	4 169.03	2 176.03	159.75
化学药品制剂制造	1 091	3 660.63	6 839.30	3 275.95	392.67
中药饮片加工	972	824.98	1 011.84	757.00	52.67
中成药生产	1 576	3 050.96	5 528.24	2 796.02	302.22
兽用药品制造	493	564.36	620.98	539.69	44.72
生物药品制造	919	1 454.97	3 084.85	1 343.99	176.32
卫生材料及医药用品制造	707	912.31	1 170.47	846.83	78.75

问题：请将上述表格内相关信息用合适的统计图加以展示。

实训项目九　药品质量稳定性分析

实训目标

1. 能够应用有关软件开展药品质量稳定性分析。
2. 能够解读质量控制图。

实训内容

1. 单值质量控制图制作。
2. 线性相关回归与预测。
3. Excel 软件及 SPSS 软件应用与结果解读。

实训指导

一、实训基础

药品生产是一个系统工程，在这样一个复杂的系统工程中，存在许多不确定因素，哪怕是最先进的制药公司都可能会对其中的一些因素没有完全掌握。随着药品 GMP 法规的实施，以及国内外各种认证的要求，对历史数据的统计分析逐步被制药企业和官方药品检定机构所重视，并日渐成为监控药品质量的必备分析技术。发生在药品质量稳定性分析领域的实际案例来说明如何借助权威统计分析软件在医药公司中推广和应用统计分析技术。

二、实训用物

计算器；计算机；SPSS 软件。

三、实训要点

【案例 9－1】某药厂想根据试生产的三批盐酸特拉唑嗪胶囊来了解新药品的有效期。取样的样品为气泡眼铝塑包装，放置于湿度为 70%、温度为 25 ℃的条件下。分别在 0 月、1 月、2 月、3 月、6 月、9 月后观察样品的外观、有关物质、溶出度及含量变化。试根据检定结果，预测该药品在 25 ℃下的有效期(指含量降解至 90%所需的时间)。

如图 9－1 所示，共显示了 3 个列变量、18 条行记录，其中第一列表示不同的药品批号；第二列表示这批药品的贮存时间(月)；第三列表示这批药品贮存若干个月后的含量值。

批号	贮存时间	含量
80320	0	100
80320	1	99.3
80320	2	98.5
80320	3	97.8
80320	6	95.7
80321	9	93.7
80321	0	100
80321	1	99.2
80321	2	98.4
80321	3	97.8
80321	6	95.9
80321	9	93.6
80322	0	99.9
80322	1	99.2
80322	2	98.3
80322	3	97.7
80322	6	95.7
80322	9	93.7

图 9－1　盐酸特拉唑嗪胶囊的检测数据

(1) 了解药品含量的稳定性。根据数据的特征，可以选择单值控制图来进行图形化分析。用 SPSS 软件绘图可观察到下述现象：所有批次的药品含量都很不稳定，而且随着贮存时间的延长明显地下降，尤其是贮存 9 个月后，含量都开始低于控制下限。

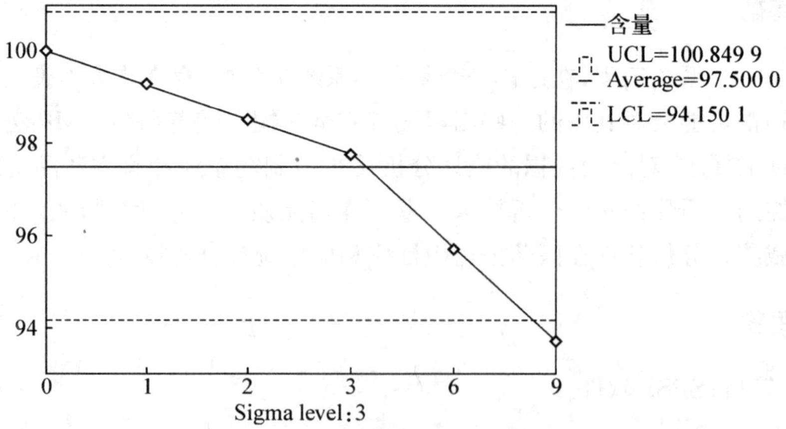

图 9－2　不同批号"含量"的单值控制图(批号 80320)

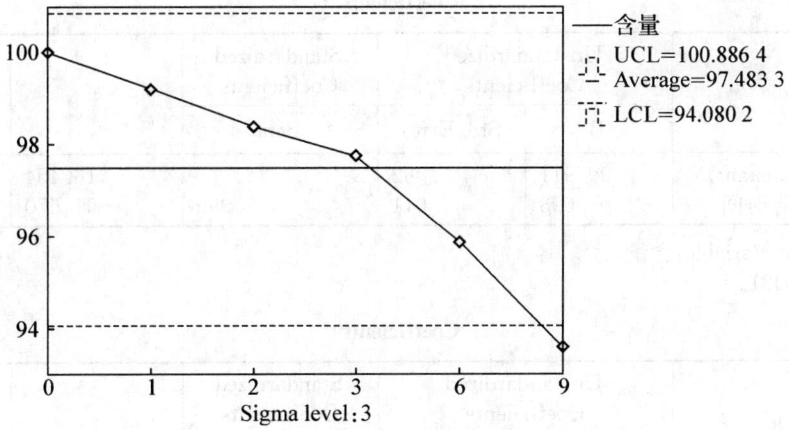

图 9-3　不同批号"含量"的单值控制图(批号 80321)

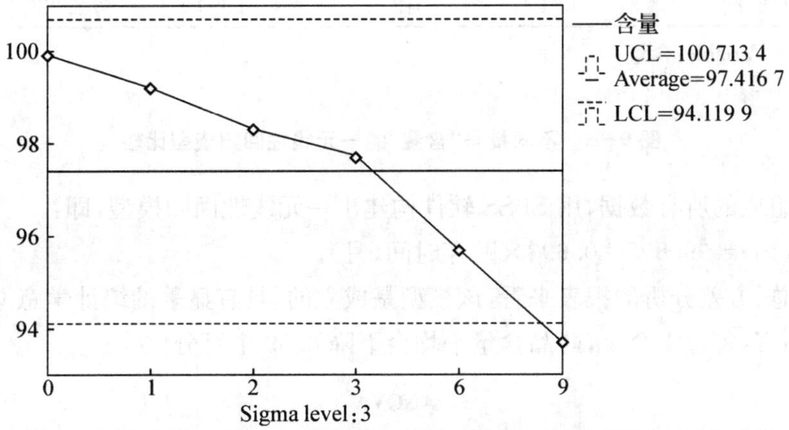

图 9-4　不同批号"含量"的单值控制图(批号 80322)

(2) 量化研究药品含量与存贮时间的关系。采用一元线性回归分析工具,为三个批号的药品分别构建一个回归模型,也可以将这三个批号的药品看做一个整体,只构建一个单一的回归模型。经过用 SPSS 软件处理得到不同模型的比较检验(图 9-5),发现可以用相同的截距和斜率来表达三个批号的药品。因此,决定选择第二种回归分析方式。

Coefficients[a,b]

Model		Unstandardized Coefficients		Standardized Coefficients	t	Sig.
		B	Std. Error	Beta		
1	(Constant)	99.983	.029		3 500.470	.000
	贮存时间	−.718	.009	−1.000	−79.484	.000

a. Dependent Variable:含量;

b. 批号=80320。

Coefficients[a,b]

Model		Unstandardized Coefficients		Standardized Coefficients	t	Sig.
		B	Std. Error	Beta		
1	(Constant)	99.911	.062		1 616.454	.000
	贮存时间	−.693	.011	−.999	−61.670	.000

a. Dependent Variable：含量；
b. 批号＝80321。

Coefficients[a,b]

Model		Unstandardized Coefficients		Standardized Coefficients	t	Sig.
		B	Std. Error	Beta		
1	(Constant)	99.812	.061		1 635.258	.000
	贮存时间	−.684	.013	−.999	−52.389	.000

a. Dependent Variable：含量；
b. 批号＝80322。

图 9－5　不同批号“含量”的一元线性回归模型比较

针对三组组成的所有数据，用 SPSS 软件构建出一元线性回归模型，即：

药品含量(%)＝99.893－0.693×贮存时间(月)。

从拟合汇总、方差分析的报表来看，该模型是成立的，具有显著的统计学意义。该模型实际意义是：总体而言，每过 1 个月，药品含量平均会下降 0.69 个百分比。

ANOVA[b]

Model		Sum of Squares	df	Mean Square	F	Sig.
1	Regression	82.923	1	82.923	9 660.893	.000[a]
	Residual	.137	16	.009		
	Total	83.060	17			

a. Predictors：(Constant)，贮存时间；
b. Dependent Variable：含量。

Coefficients[a]

Model		Unstandardized Coefficients		Standardized Coefficients	t	Sig.
		B	Std. Error	Beta		
1	(Constant)	99.893	.033		3 030.701	.000
	贮存时间	−.693	.007	−.999	−98.290	.000

a. Dependent Variable：含量。

图 9－6　药品“含量”总体一元线性回归模型

基于前面得到的回归模型进行反向预测，可以求得药品含量降解到90%时，需要经过的平均时间是14.26个月，这个时间的95%置信区间是14.03到14.52个月。因此，可以更保守、同时也更有把握地说：该药品在25 ℃下的有效期是14个月。

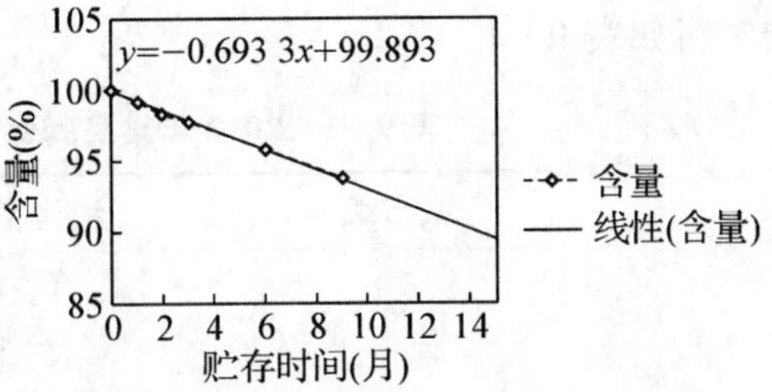

图9－7　"含量"回归模型的反向预测

目前国内医药企业越来越多地采用现代化工艺设备进行批量生产，但质量管理的层次还不够高，很多涉及统计的质量管理工具应用水平与国外同类企业相比还有很大的差异。趋势分析技术在药品领域中的应用和推广可更好地服务于药品质量的监控与提高。

知识拓展

经检验后的回归方程可以在样本范围内使用。在样本范围内由自变量推对应值或对应分布的均数，称为点预测或区间预测；由因变量推自变量称为控制。

（1）Ⅰ型回归的 y 是随机变量，x 不是随机变量，可以认为是控制大小的变量，如人为确定的处理剂量、测定时间等。由 y_0 推算 x_0 的控制区间为

$$\hat{x}_0 \pm t_{\alpha/2(n-2)} \cdot \frac{s_{yx}}{|b|} \cdot \sqrt{\frac{1}{n} + \frac{(y_0 - \bar{y})^2}{b^2 l_{xx}}}$$

（2）Ⅱ型回归的 x、y 都是随机变量，预测与控制的地位平等，可将 y 当自变量，x 当因变量，建立由 y 推 x 的回归方程，可解决由 y_0 推算 x_0 的控制区间。

实训任务

【任务9－1】测得347名13岁健康男童的身高和体重，身高均数为146.4 cm，标准差为8.61 cm，体重均数为37.04 kg，标准差为6.67 kg。身高和体重的相关系数 $r=0.74$。

问题：（1）计算由身高推体重的回归系数。

（2）计算由体重推身高的回归系数。

【任务 9－2】某医药连锁公司在 10 个城市销售一种女性保健品，有关销量、成年女性人口的资料如表 9－1。

表 9－1　2012 年某品牌保健品有关销量与成年女性人口资料统计

城市编号	销售量(万盒)	成年女性人口(万人)
1	16	27
2	12	18
3	22	37
4	13	20
5	7	8
6	17	26
7	8	10
8	19	33
9	12	19
10	6	5

问题：(1) 计算两者相关系数；

(2) 以销售量为因变量，以成年女性人口数为自变量构造一元线性回归模型，制作回归直线图；

(3) 预测当成年女性人口达到 15 万人时平均销售量的 95％可信区间。

【任务 9－3】 为了解某药厂排放的 Cr^{6+} 对周围居民健康的影响，某市 CDC 检测了该厂下游一个村子的饮用水，共检测了 10 份水样，并测量了它们与污染源的距离，结果见表 9－2。

表 9－2　Cr^{6+} 与污染源的距离统计

编号	1	2	3	4	5	6	7	8	9	10
距离（km）	1.50	1.96	2.56	1.89	2.01	2.23	2.52	2.54	2.65	2.88
Cr^{6+}（mg/L）	13.93	13.50	8.51	5.36	3.48	3.42	0.12	0.26	0.01	0.00

问题：(1) 请判断水样中 Cr^{6+} 浓度与采样点距离污染源的距离之间是否存在直线相关关系？

(2) 请建立回归方程以描述水样中 Cr^{6+} 浓度与采样点距离污染源的距离之间的关系。

(3) 若采样点距离污染源的距离为 2.8 公里，则推断水样中 Cr^{6+} 的 95％可信区间和个体值的 95％容许空间。

实训项目十　制药生产条件优化设计

实训目标

1. 能结合医药生产实践需要科学设计调查或实验方案。
2. 能够通过自学、文献查阅等手段创新解决医药领域设计问题。

实训内容

1. 实验设计(完全随机设计、配对设计、随机区组设计、正交设计、均匀设计)。
2. 随机抽样方法。

实训指导

一、实训基础

科学研究的基本过程是:①根据本人的观察(了解)或前人的观察(通过文献)对所研究的命题形成一种认识或假说;②根据假说所涉及的内容安排相斥性的实验或抽样调查;③根据实验或调查所获的资料进行推理,肯定或否定或修改假说,从而形成结论,或开始新一轮的实验以验证修改完善后的假说,如此循环发展,使所获得的认识或理论逐步发展、深化。

(一) 统计工作基本步骤

分为统计设计、搜集资料、整理资料、分析资料和运用资料五步。

1. 统计设计

在进行实验、实验或调研工作前必须有一个周密的设计。设计是在广泛查阅文献、全面了解现状、充分征询意见的基础上,对将要进行的研究工作所做的全面设想。其内容包括:明确研究目的和研究假说,确定观察对象、观察单位、样本含量和抽样方法,拟定研究方案、预期分析指标、误差控制措施、进度与费用等。统计设计是整个研究工作中最关键的一环，也是指导以后工作的依据。

统计设计包括调查设计和实验设计。在流行病学中，常需进行调查设计。在以实验为主要手段的医药学研究领域中，常需进行实验设计。

2. 搜集资料

搜集资料是科研实践的一项艰巨任务，是统计分析的前提与基础，是科研实践中极其重要的一个组成部分。要求及时、准确、完整、清楚、统一，防止误差及偏倚影响观察结果的精确性。准确的原始资料是统计处理的关键，一份不准确、不科学的资料，统计处理不但不能解决问题，反而会给人一种错觉，得出错误结论。

收集资料的途径众多，可通过观察、实验、测量、调查等获得直接资料，也可通过文献检索、阅读等来获得间接资料。

3. 整理资料

现场或实验获得的资料为原始资料，多为一堆杂乱无章的数据。整理资料的目的就是通过科学的分组和归纳，使原始资料系统化、条理化，便于进一步计算统计指标，服务统计描述与统计推断。其基本过程是：首先对原始资料进行准确性审查（逻辑审查与技术审查）和完整性审查，再拟定整理表，借助计算机软件等工具，按照"同质者合并，非同质者分开"的原则对资料进行质量分组，并在同质基础上根据数值大小进行数量分组，最后汇总归纳。

4. 分析资料

分析资料主要是按照数理统计原理，利用对比分析、归纳、逻辑推理、假说的验证等统计学处理方法，对观察资料进行分析，排除偶然性，发现必然性，揭示其规律性，最后结合专业作出恰如其分的结论。

5. 运用资料

资料的搜集、整理和分析通常发生于科研实施期，属于对客观事物的认识过程，而资料的运用属于改造客观事物的过程，是理论指导实践的过程，是决策的兑现，并且要在实践中经受考验。

统计工作的五个基本步骤是互相联系，不可分割的，任何步骤的缺陷都将影响统计工作的效果。统计工作必须持严肃认真，实事求是的科学态度。要遵守国家统计法规，坚决反对并制止伪造与篡改统计数据的行为。

（二）实验设计

实验设计(DOE)是一种安排实验和分析实验数据的数理统计方法。实验设计主要对实验进行合理安排，以较小的实验规模（实验次数）、较短的实验周期和较低的实验成本，获得理想的实验结果以及得出科学的结论。

1. 实验设计的基本要素

(1) 实验对象：实验所用的材料即为实验对象。实验对象选择的合适与否直接关系到实验实施的难度，以及别人对实验新颖性和创新性的评价。一个完整的实验设计中所需实验材料的总数称为样本含量。最好根据特定的设计类型估计出较合适的样本含量。样本过大或过小都有弊端。

(2) 实验因素：所有影响实验结果的条件都称为影响因素，实验研究的目的不同，对实验的要求也不同。影响因素有客观与主观，主要与次要因素之分。研究者希望通过研究设计进行有计划的安排，从而能够科学地考察其作用大小的因素称为实验因素（如药物的种类、剂量、浓度、作用时间等）；对评价实验因素作用大小有一定干扰性且研究者并不想考察的因素称为区组因素或称重要的非实验因素；其他未加控制的许多因素的综合作用统称为实验误差。最好通过一些预实验，初步筛选实验因素并确定取哪些水平较合适，以免实验设计过于复杂，实验难以完成。

(3) 实验效应：实验因素取不同水平时在实验单位上所产生的反应称为实验效应。实验效应是反映实验因素作用强弱的标志，它必须通过具体的指标来体现。要结合专业知识，尽可能多地选用客观性强的指标，在仪器和试剂允许的条件下，应尽可能多选用特异性强、灵敏度高、准确可靠的客观指标。对一些半客观（比如读 pH 试纸上的数值）或主观指标（对一些定性指标的判断上），一定要事先规定读取数值的严格标准，只有这样才能准确地分析自己的实验结果，从而也大大提高了自己实验结果的可信度。

2. 常用实验设计简介

(1) 完全随机设计：完全随机设计是根据实验处理数据将全部实验对象随机地分成若干组，然后再按组实施不同处理的设计。这种设计保证每个实验对象都有相同机会接受任何一种处理，而不受实验人员主观倾向的影响。优点是设计和统计分析方法简单易行，缺点是只分析一个因素，不考虑个体间的差异，因而要求各观察单位要有较好的同质性，否则，需扩大样本含量。

(2) 配对设计：将实验对象按配对条件配成对子，再按随机化原则把每对中的两个个体分别分配到实验组或对照组。常用于动物实验。

配对条件：一般以主要的非实验因素作为配对条件。动物实验中，常将同性别、同窝别、体重相近的两个动物配成一对；人群实验中，常将性别和年龄、生活条件、工作条件相同或相近的两个人配成对子。

某些医学实验研究中的自身对照也可看做是配对设计，如某指标治疗前后的比较（平行样本）；同一实验对象不同部位、不同器官的比较；同一标本不同检测方法的比较。

(3) 配伍组设计：配伍组设计也称随机区组设计。相当于配对设计的扩展，即将几个实验对象按一定条件配成区组，再将每一区组的实验对象随机分配到各个处理组中。根据局部控制的原则，如将同窝、同性别、体重基本相同的动物划归一个区组，每一区组内的动物数等于处理数，并将各区组的实验动物随机分配到各处理组，这种设计称为随机区组设计。

(4) 析因设计：析因设计是一种将两个或多个因素的各水平交叉分组，进行实验（或实验）的设计。不仅可以检验各因素内部不同水平间有无差异，还可检验两个或多个因素间是否存在交互作用。若因素间存在交互作用，表示各因素不是独立的，一个因素的水平发生变化，会影响其他因素的实验效应；反之，若因素间不存在交互作用，表示各因素是独立的，任一因素的水平发生变化，不会影响其他因素的实验效应。

(5) 正交设计：这是目前最流行，效果相当好的方法。属于部分因子实验而非全因子实验。

统计学家将正交设计通过一系列表格来实现，这些表叫做正交表。利用一套规格化的正交表，使每次实验的因素及水平得到合理的安排，称正交设计。正交设计可用来找出各因素对指标的影响，并可指出主要因素及重要交互作用，可选出各因素中的一个最佳水平。统计分析可使用直观分析法及方差分析法。在可以利用析因设计的实验研究中，若高阶或部分低阶交互作用可以忽略不计，且实验条件所限希望减少实验次数时，可采用正交设计，能较快地找到较好的实验方案。

(6) 均匀设计：对于实验因素多且因素的水平也很多时，利用均匀表，使每次实验的因素及水平得到合理的安排，称均匀设计。通过均匀设计进行多因素多水平的筛选实验，可选出各因素中的一个最佳水平，用最少的实验次数获得可能对实验结果有统计学意义的少数几个实验因素的信息。数据处理使用多元回归分析法。均匀设计步骤如下：

①精选考察因素，对实验结果影响很大的因素作为考察因素。

②根据文献调查研究和预实验结果，结合实际需要确定各因素的水平数范围。

③根据要考察的因素个数确定均匀表的大小(实验次数)，根据均匀表的大小确定各因素应取的水平数。

④对号入座，将各因素的相应水平填入均匀设计表内，组成实验方案表，按照实验方案安排的条件进行实验，在条件允许时，每个实验方案宜重复 3～5 次，取平均值。

⑤将实验结果进行多元回归分析，求得回归方程式。

⑥结合实验经验及专业知识分析回归方程，寻找优化条件。

⑦按照优化条件安排实验进行验证，其优化后的结果应在预测范围内，且较做过验证前为好。

(三) 随机抽样方法

在抽样研究中样本必须对总体有较好的代表性。为确保样本的代表性，抽样时必须遵循随机化原则。可分为重复抽样和不重复抽样两类，一般指重复抽样。医药领域常用的随机抽样方法有：

1. 单纯随机抽样　这是最简单的随机抽样。抽签、抓阄的方法因其简单、实用，适用调查单位不多的总体。另一种方法是利用随机数字表，在抽样前首先要有一份所有研究对象排列成序的编号名单，然后根据样本大小利用随机数字表选出进入样本的号码，重复者舍弃，直至达到预定的样本含量为止。也可以利用 Excel 的抽样函数功能，根据样本框的编号进行样本抽取。

单纯随机抽样均数必要样本量的计算公式为：

$$n=\frac{z_{\alpha}^{2}\cdot\sigma^{2}}{(\Delta\bar{x})^{2}}$$

单纯随机抽样率的必要样本量的计算公式为：

$$n=\frac{z_{\alpha}^{2}\cdot p\cdot(1-p)}{(\Delta\bar{p})^{2}}$$

通过对样本含量做出估计，表示用调查所得的样本均数或样本率估计总体均数或总体率时，样本均数与总体均数之差或样本率与总体率之差不超过允许误差的概率为 $1-\alpha$。

2. 系统抽样　此法是按照一定顺序，机械地每隔若干个观察单位抽取一个观察单位组成样本。每次抽样的起点必须是随机的，例如，总体有 1 000 个单位，要抽取 100 个，比例为 10%，可先从 1～10 间随机选出一个数，假设为 2，这就是选出的起点，其后每间隔 10 个抽取 1 个，即抽取 2，12，22，32、42……，依次类推。系统抽样样本含量可按照单纯随机抽样样本量估计公式进行估计。

3. 分层抽样　这是从分布不均匀的研究人群中抽取有代表性样本的方法。先将研究人群按照某种特征或标志（如年龄、性别、住址、职业、教育程度、民族等）分为若干组（统计学上称为层），然后在每层再作随机抽样。分层抽样要求层内变异越小越好，层间变异越大越好。一般情况下，分层抽样比前两种方法的抽样误差小。

4. 整群抽样　是从总体中随机抽取若干个群（如居民区、班级、乡村、工厂、学校等），然后对被抽中的每一个群内的所有个体进行调查的方法。此方法的抽样单位不是个体而是群体。

（四）随机分组方法

进行动物实验时，经常需要将选择好的实验动物按研究的需要分成若干组。动物分组应按照随机分配的原则，使每个动物都有相同机会，被分配到各个实验组与对照组中去，以避免各组之间的差别，影响实验结果。准确的统计检验必须是在随机分组的基础上进行。

随机分组方法多种，推荐利用随机数字表或 Epi Calc 等软件完成。

动物随机分组时经常使用随机数字表。随机数字表中所有数字均按照随机抽样编制，表中任何 1 个数字出现在任何一个地方都是随机的。其使用方法为：假设从某群体中要抽出 10 个个体作为样本，那么可以先闭上眼睛，用纸笔在随机数字表上确定 1 点。假定落在第 16 行第 17 列的数字 76 上，那么可以向上（向下、向左或向右均可），依次找出包括 76 在内的 10 个数字作为研究总体的依据。简介如下：

1. 当将实验动物分为 2 组时

设有动物 12 只，欲将其随机分为甲、乙两组。先将动物依次编号为 1，2，3…12，任意从随机数字表某行某列的数字点按顺序抄录 12 个随机数字。现在以奇数代表甲组，偶数代表乙组，结果列入甲组的动物为 7 只，列入乙组的动物为 5 只，如果要使 2 组动物数量相等，继续用随机方法将甲组多余的 1 只调整给乙组，从上面最后 1 个随机数字 93，接下去抄 1 个数为 23，以 7 除之（甲组中原动物数为 7）得余数 2，即把原分配在甲组的第 2 只动物（即第 4 号）调入乙组。如果甲组多出 2 只，则接下去抄录 2 个数，分别以 8、7 除之，余数即指要调入乙组的第几只动物，以此类推（余数为 0 时则记为除数自身）。

编号	1	2	3	4	5	6	7	8	9	10	11	12
数字	22	77	94	39	49	54	43	54	82	17	37	93
组别 1	乙	甲	乙	甲	甲	乙	甲	乙	乙	甲	甲	甲
组别 2	乙	甲	乙	乙	甲	乙	甲	乙	乙	甲	甲	甲

注：组别 1 为原始的动物分组，组别 2 为调整后的动物分组。

2. 将实验动物随机分为3组

设有动物12只，按体重大小依次编号为1、2、3…12，欲用随机的方法将它们分为甲、乙、丙三组。任意从随机数字表的某行某列的数字点按顺序抄录12个随机数字，将每个数除以3，记录余数。并将余数为1、2、3分别列入甲乙丙组，结果列入甲组的动物数目为6，列入乙组4只，列入丙组2只。欲使3组动物数相等，需将甲组的2只动物调整到丙组。仍采用随机方法从随机数字表继续抄录2个随机数字36、30，分别以6、5除之，余数分别为6、5，即把原分配在甲组的第6只动物(即11号)和第5只动物(即第9号)调入丙组。

编号	1	2	3	4	5	6	7	8	9	10	11	12
数字	62	40	19	12	40	83	95	34	19	44	91	69
余数	2	1	1	3	1	2	2	1	1	2	1	3
组别1	乙	甲	甲	丙	甲	乙	乙	甲	甲	乙	甲	丙
组别2	乙	甲	甲	丙	甲	乙	乙	甲	丙	乙	丙	丙

注：组别1为原始的动物分组，组别2为调整后的动物分组

EpiCalc软件中，选择“sample-random numbers-list”，可从指定范围数据内产生指定数目的随机数字，并按顺序排列且每个数字是唯一的，避免了一些抽样工具出现重复抽样的情况。若选择“sample-random numbers-Groups list”可从指定范围内产生若干组随机数字。

二、实训用物

计算器；计算机；Excel、SPSS和Epi Calc软件。

三、实训要点

【案例10-1】请将10例实验对象随机分配到甲(实验)和乙(对照)两组。

先将实验对象编号，查随机排列表，任意指定第4行，舍掉大于10数字，规定单数为甲组，双数为乙组，得到表10-1所示。

表10-1　完全随机设计结果

对象编号	1	2	3	4	5	6	7	8	9	10
随机数字	6	1	5	4	0	7	8	3	9	2
所属组别	乙	甲	甲	乙	乙	甲	乙	甲	甲	乙

故，2、3、6、8、9号实验对象分入甲组，1、4、5、7、10号实验对象分入乙组。

【案例10-2】现有16只实验动物，请同学们作配对实验设计。

按同月龄、性别、体重相近的条件进行配对，每对分为1、2号。

查随机排列表(类似查随机数表)，任意指定第6行，舍掉1至8以外的数字，规定单数者1

号组别为实验组，对应则为对照组；双数者 2 号组别为实验组，对应则为对照组，得到表 10－2 所示。

表 10－2　配对设计结果

对象编号	1	2	3	4	5	6	7	8
随机数字	2	1	4	3	0	6	7	5
1 号组别	对	实	对	实	对	对	实	实
2 号组别	实	对	实	对	实	实	对	对

【案例 10－3】某药厂改进某药物的反应工艺。本实验考察三个因素：反应温度、反应时间和反应物比例，因素水平表见表 10－3。

表 10－3　因素水平表

因素	反应温度(A)	反应时间(B)	反应物比例(C)
水平 1	90 ℃	4 小时	1∶1.0
水平 2	100 ℃	6 小时	1∶1.4
水平 3	110℃	8 小时	1∶1.8

采用 $L_9(3^4)$安排上述 3 个水平的因素实验。实验结果见表 10－4。

表 10－4　$L_9(3^4)$正交实验表

因素	反应温度(A)	反应时间(B)	反应物比例(C)		收率(%)
1	1	1	1	1	71.3
2	1	2	2	2	83.2
3	1	3	3	3	94.1
4	2	1	2	3	29.7
5	2	2	3	1	57.4
6	2	3	1	2	18.3
7	3	1	3	2	65.8
8	3	2	1	3	53.1
9	3	3	2	1	38.2
$\overline{K_1}$	82.9	55.6	47.6	55.6	
$\overline{K_2}$	35.1	64.6	50.4	55.8	
$\overline{K_3}$	52.4	50.2	72.4	59.0	
R	47.7	14.4	24.9	3.3	

(1) 直观分析法

①计算每一个因素同一水平下实验指标的平均值以及这些平均值的极差,列于每因素列下方(表 10-4)。

②由极差的大小确定主次因素。极差大的因素通常是重要因素,而极差小的因素往往是不重要的因素。

③某列因素的 K 平均值大小用来衡量该因素各水平的优劣,收率大者为好,并依次排序。

确定生产条件:A1=90 ℃,B2=6 小时,C3=1∶1.8。

(2) 方差分析法

采用正交表的方差分析法,结果见图 10-1 至图 10-6。

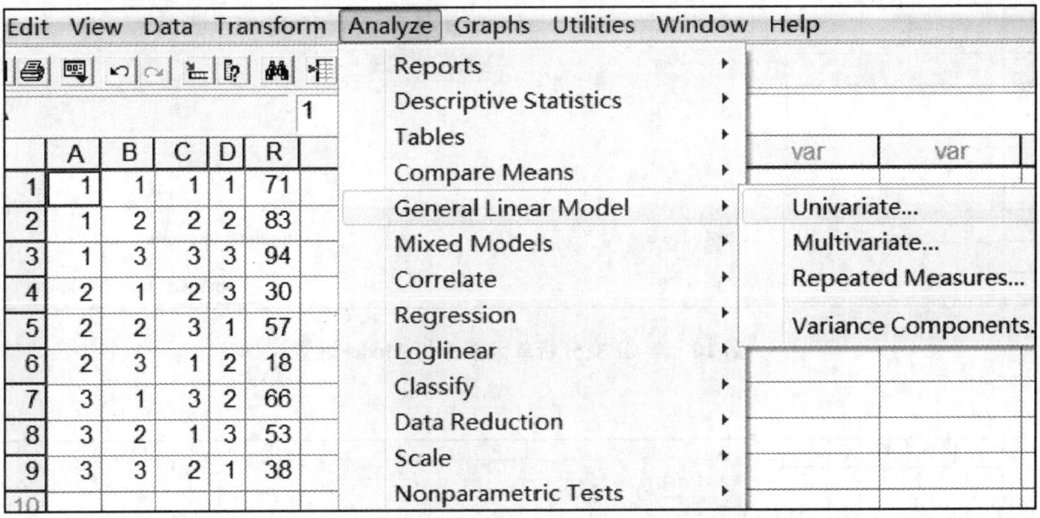

图 10-1　应用 SPSS 建立正交分析数据库并选择相应命令

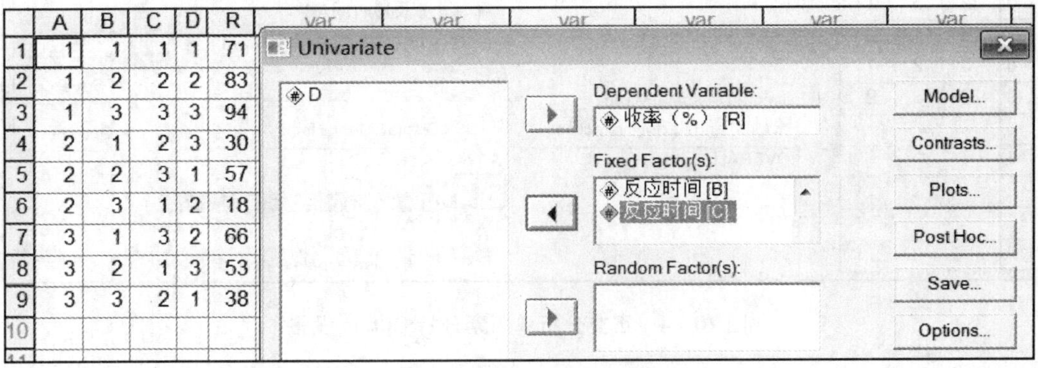

图 10-2　正交分析单因素方差分析设置

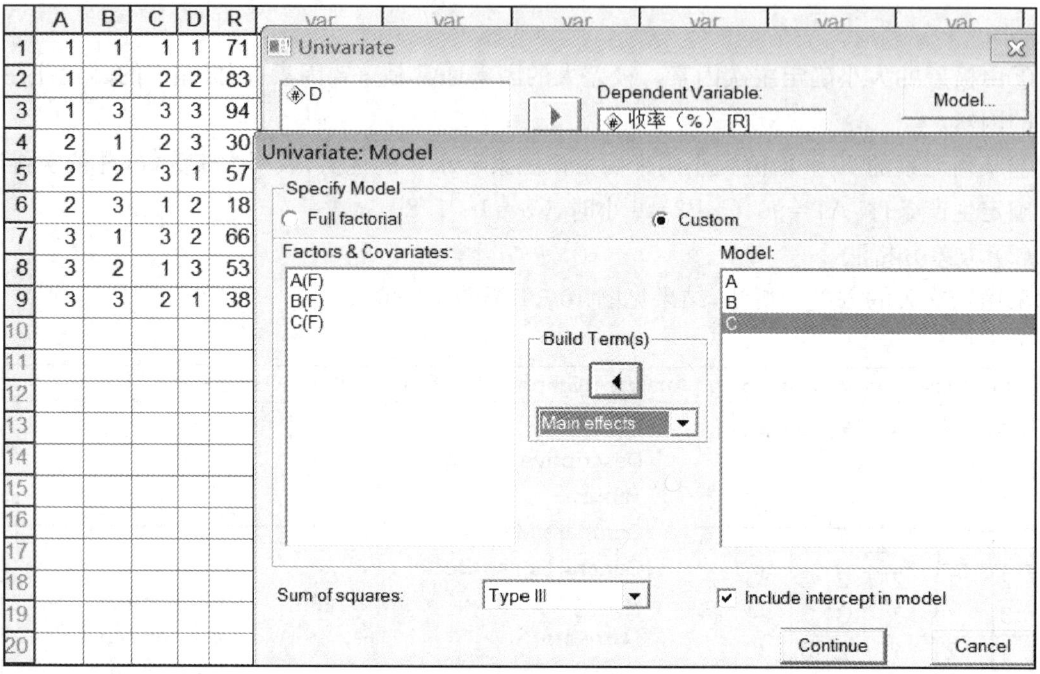

图 10－3　正交分析单因素分析 Model 设置

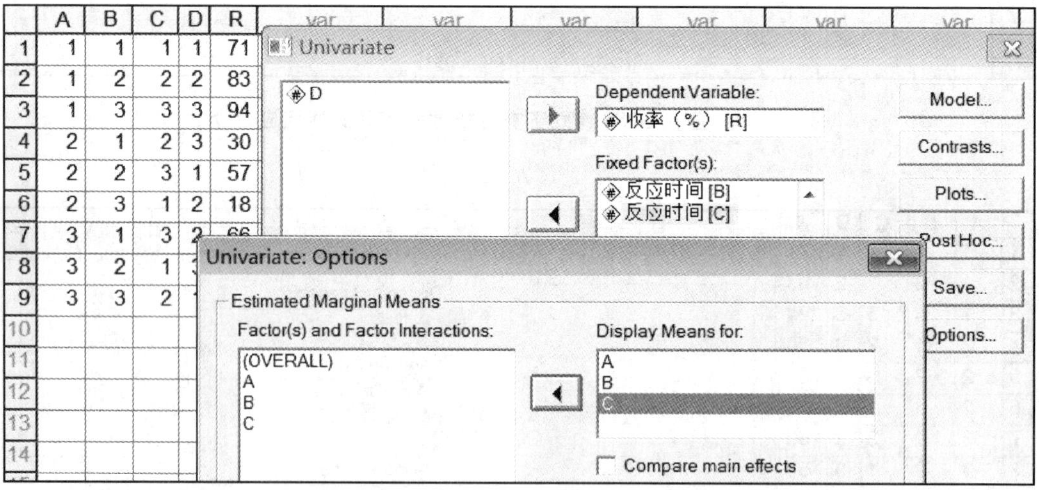

图 10－4　正交分析单因素分析 Option 设置

Tests of Between-Subjects Effects

Dependent Variable：收率(%)

Source	Type Ⅲ Sum of Squares	df	Mean Square	F	Sig.
Corrected Model	4 934.800[a]	6	822.467	76.978	.013
Intercept	29 024.801	1	29 024.801	2 716.548	.000
A	3 505.709	2	1 752.854	164.057	.006
B	315.962	2	157.981	14.786	.063
C	1 113.129	2	556.564	52.091	.019
Error	21.369	2	10.684		
Total	33 980.970	9			
Corrected Total	4 956.169	8			

a. R Squared＝0.996(Adjusted R Squared＝0.983)。

图 10－5　正交分析方差分析结果

1. 反应温度

Dependent Variable：收率(%)

反应温度	Mean	Std. Error	95% Confidence Interval	
			Lower Bound	Upper Bound
90 ℃	82.867	1.887	74.747	90.987
100 ℃	35.133	1.887	27.013	43.253
110 ℃	52.367	1.887	44.247	60.487

2. 反应时间

Dependent Variable：收率(%)

反应时间	Mean	Std. Error	95% Confidence Interval	
			Lower Bound	Upper Bound
4 小时	55.600	1.887	47.480	63.720
6 小时	64.567	1.887	56.447	72.687
8 小时	50.200	1.887	42.080	58.320

3. 反应物比例

Dependent Variable：收率(%)

反应物比例	Mean	Std. Error	95% Confidence Interval	
			Lower Bound	Upper Bound
1∶1.0	47.567	1.887	39.447	55.687
1∶1.4	50.367	1.887	42.247	58.487
1∶1.8	72.433	1.887	64.313	80.553

图 10－6　正交分析不同因素效应均数分析

从正交实验角度看，只需对有显著意义的因素进行水平选择，不显著的因素原则上可以在实验范围内选一水平，或由其他方面（如人力、物力等）确定。如直观分析确定生产条件为：反应温度 90 ℃、反应时间 6 小时和反应物比例 1∶1.8，因方差分析发现反应时间不是主要影响因素，因此可以根据生产实际确定为反应时间为 4 小时，以节约能源。

注意：第一，当出现某些因素的均方小于误差均方时，需要将这些因素的均方合并到误差均方内，相应的自由度也进行合并；或者以最小的均方作为误差，重新计算未合并因素的 F 值，并与界值比较，做出显著性与否判断。当剩余因素也不显著时，可认为各因素均对实验结果无显著性影响，可认为不存在有统计学意义的最优实验方案；第二，各因素主次顺序取决于均方大小排序，各因素的实验平均值最好的水平组合起来即为最优实验条件。

【案例 10－4】在新药研发中，制剂处方筛选常选用均匀设计。某药物（以下简称主药）拟设计成片剂，主药投料量统一为 40 g，加入辅料填充剂（糊精）、崩解剂（羧甲基淀粉钠）、粘合剂（10%淀粉浆）和润滑剂（硬脂酸镁），采用同样的生产工艺制成片剂，选用设计考察四种辅料的用量对该片剂溶出度的影响，从而筛选出最佳制剂处方。请问：①如何进行均匀设计？②实验数据如何处理？③如何确定最佳制剂处方？

（1）实验设计。根据题意，依据均匀设计步骤要求，显然考察因素为填充剂（糊精）、崩解剂（羧甲基淀粉钠）、粘合剂（10%淀粉浆）和润滑剂（硬脂酸镁）四种辅料的用量。采用 4 因素 6 水平，做 6 次实验，以考察各片剂在 1 h 内累积溶出度作为综合考察指标。各因素水平见表 10－5 所示，实验设计结果见表 10－6 所示，并按实验设计进行实验，将实验结果填入到表 10－6 对应考察指标 Y 中。

表 10－5　$U_6(6^4)$因素水平表

因素/水平	1	2	3	4	5	6
A 填充剂(g)	5	7	10	12	16	20
B 崩解剂(g)	2	4	6	8	10	12
C 粘合剂(g)	0.5	0.8	1.2	1.4	1.8	2
D 润滑剂(g)	0.1	0.2	0.3	0.4	0.5	0.6

表 10－6　$U_6(6^4)$实验设计表及计算结果

实验号	因素				指标 Y(累积溶出度)
	A	C	B	D	
1	1(5)	2(4)	3(1.2)	6(0.6)	
2	2(7)	4(8)	6(2)	5(0.5)	
3	3(10)	6(12)	2(0.8)	4(0.4)	
4	4(12)	1(2)	5(1.8)	3(0.3)	
5	5(16)	3(6)	1(0.5)	2(0.2)	
6	6(20)	5(10)	4(1.4)	1(0.1)	

(2) 实验结果计算。利用均匀设计程序，通过计算机计算，得回归方程：

$$Y = a + b_1X_A + b_2X_B + b_3X_C + b_4X_D$$

从回归方程各变量系数可以看出各因素影响大小和贡献程度，系数为正值，取其最大值，系数为负值，则取其最小值。

(3) 最佳制剂处方的判定。由上述实验可得出最佳配方。最佳制剂处方还需实际验证，考虑成本、时间和原料可得性等因素。

本法采用均匀设计法进行实验，筛选出优化处方，与正交实验比较节省大量实验，简便快速且有效，有利于工业化生产。

知识拓展

正交设计和均匀设计是目前最流行的两种实验设计的方法，它们各有所长，相互补充，给使用者提供了更多的选择。首先正交设计具有正交性，可以估计出因素的主效应及交互效应；均匀设计是非正交设计，可以估计出回归模型中因素的主效应和交互效应。正交设计用于水平数不高的实验；均匀设计适合于多因素多水平实验。正交设计的数据分析程式简单，直观分析可以给出实验指标随每个因素的水平变化的规律；均匀设计的数据采用回归分析来处理，有时需用逐步回归等筛选变量的技巧。

实训任务

【任务 10－1】某制药集团一线生产技术人员共有 2 000 名，为快速了解这批人员的技能培训需求，拟随机抽取 200 名进行问卷调查。

问题：(1) 你能想到采用哪些方法完成抽样？

(2) 请采用 Excel 软件完成本次抽样工作，写出抽样过程并报告结果。

【任务 10－2】对某县药农进行经济收入调查，已知抽样药农户年均收入的标准差为 25 元，要求可靠程度为 95%，允许抽样误差为 5 元。

问题：问至少应抽多少户药农进行调查？

【任务 10－3】抽查一批药品的合格率，该药品过去抽查的合格率为 95%，现要求允许误差不超过 1.5%，可靠程度为 95%。

问题：至少要抽查多少个产品？

【任务 10－4】某药厂为提高一种原料药的收率，对原料药的反应工艺进行改革。根据经验选择了温度为：100 ℃、110 ℃、120 ℃；反应时间为：6 h、8 h、10 h；投料比为：1∶1.2、1∶1.6、1∶2.0 进行实验。

问题：(1) 如何利用正交实验设计此方案？

(2) 怎样确定最优实验条件？

【任务 10－5】 根据预实验研究结果，采用醇提法对桔梗边角料进行提取，设计以提取溶剂乙醇用量（为药材重量的倍数）、乙醇浓度、提取时间和提取次数作为考察因素，以干膏得率和桔梗皂苷 D 转移率作为考察指标，选择 $L_9(3^4)$ 正交表进行实验，因素水平表见表 10－7。

表 10－7　因素水平安排表

水平	因素			
	乙醇浓度 A(%)	乙醇用量 B(倍)	提取时间 C(h)	提取次数 D(次)
1	60	8	1	1
2	70	10	1.5	2
3	80	12	2	3

分别称取桔梗边角料 30 g，按照 $L_9(3^4)$ 正交表进行正交实验，每组实验平行三次。按照上述方法处理样品溶液，测定干膏得率和桔梗皂苷 D 转移率，每组取平均值，结果见表 10－8。

表 10－8　正交实验结果

实验号	A	B	C	D	干膏得率(g/100 g)	桔梗皂苷 D 转移率(%)
1	1	1	1	1	10.756	12.17
2	1	2	2	2	26.163	46.21
3	1	3	3	3	30.688	56.75
4	2	1	2	3	39.613	83.25
5	2	2	3	1	21.963	45.97
6	2	3	1	2	38.636	75.64
7	3	1	3	2	33.474	74.51
8	3	2	1	3	28.840	72.74
9	3	3	2	1	20.281	55.03

问题：(1) 试用直观分析法判断因素的主次顺序。

(2) 优选出最佳的提取方案。

【任务 10－6】某制药厂在试制某种新药的过程中，为提高收率考虑 A、B、C、D 四个因素，每个因素各取三个水平，选用正交表 $L_9(3^4)$，实验方案及结果见表 10－9（收率越高越好）

表 10－9　某种新药实验方案及结果

	列号	1	2	3	4	实验结果
	因素	A	B	C	D	收率/%
试验号	1	1	1	1	1	51
	2	1	2	2	2	71
	3	1	3	3	3	58
	4	2	1	1	3	82
	5	2	2	2	1	69
	6	2	3	3	2	59
	7	3	1	1	2	77
	8	3	2	2	3	85
	9	3	3	3	1	84

问题：(1) 试用直观分析法判断因素的主次顺序。

(2) 求出最优方案。

【任务 10－7】羧甲基纤维钠是一种代替淀粉的化学原料。选择影响较大的碱化时间 120～180 min；烧碱浓度 25%～29%，醚化时间 0～150 min 三个主要因素。

问题：(1) 为寻找它的最佳生产条件，请运用均匀实验设计技术进行因素实验设计。

(2) 对于实验结果应采用什么方法进行数据处理？

实训项目十一　医学生毕业设计（论文）撰写指导

实训目标

1. 能按照本单位毕业设计（论文）管理规范要求完成毕业设计（论文）撰写任务。
2. 了解高等学校学术道德规范和学术不端行为查处案例，理解学风建设重要性。
3. 能够结合校内实际调研数据，撰写 1 篇符合统计学要求的毕业设计（论文）。

实训内容

1. 毕业设计（论文）（通用类）过程体验。
2. 毕业论文统计学部分撰写方法。
3. 高等学校学术道德规范。
4. 学术不端行为查处案例。

实训指导

一、实训基础

毕业设计（论文）是高校人才培养方案的重要组成部分，是培养学生综合运用专业知识、理论和技能，分析解决实际问题和养成初步科学研究能力的一个重要教学环节。为切实加强毕业设计（论文）过程管理，推进毕业设计（论文）管理工作规范化、制度化，不断提高毕业设计（论文）工作的整体水平，提升大学生的综合素质、实践能力和创新能力，规范学术行为，预防与避免学术不端行为，树立优良学风，各校结合办学定位和专业特点，一般均会制定出台毕业设计（论文）管理规范。以下以某医学高等专科学校为例，介绍该校毕业设计（论文）管理规范主要内容。

（一）毕业设计（论文）管理要求

1. 选题范围

要符合本专业培养目标与教学要求，能够较好地体现本专业基本知识、基本技能的综合应用；具有一定的创新性，或具有一定的学术水平和独到见解，或具有一定的实用（参考）价值。强调选题要来源于工作实际，重视专业性、实践性、综合性与一定的工作量。选题的方向要与专业对口，大小要适中，难易要适度，并充分考虑主客观条件。

2. 毕业设计（论文）具体形式

各系部以专业为单位明确本系部各专业适宜的毕业设计（论文）具体形式（1～2 种）、撰写格式和毕业设计（论文）评价表（百分制），以及各专业毕业设计（论文）的标准范例。系部需提前按专业确定选题范围供各专业学生针对性选择参考，允许个别师生互动定题。本着“一人一题”原则，每位毕业生均需完成一篇毕业设计（论文），正文字数 1 500～3 000 字。毕业设计（论文）成果展示形式可以是论文、设计（如产品设计、工艺设计、方案设计）、业务综述、专题报告（含调查报告）、其他（如实习总结、临床案例总结、临床护理工作日志）等。

3. 毕业设计（论文）统计学部分撰写方法

医药论文主要由摘要、引言、材料与方法、结果、讨论五部分组成，各部分都会涉及统计学内容。其中，“材料与方法”部分一般先交待统计设计的类型、对象选择及数据获取的方法，然后将具有承上启下作用的“统计学处理”作为一项独立的内容予以介绍。“统计学处理“一般包括统计软件及版本、统计分析方法（含统计描述与统计推断）、检验水准等三部分。如采用 SPSS 17.0 统计软件，所有数据以均数±标准差表示，组间比较采用成组 t 检验，$P<0.05$ 为差异具有统计学意义。选用统计分析方法之前应首先明确统计资料的性质，分清计数资料、计量资料还是等级资料，不但要交待选用的是什么统计方法，而且要尽可能描述具体，如选择 t 检验时要说明是配对 t 检验还是成组 t 检验；选择方差分析时，要说明是完全随机设计的方差分析还是配伍组设计的方差分析。在“结果”中要用规范术语和简要文字及图表简明而清晰地表达，让客观统计指标展现在读者面前。表达假设检验结果时，最好同时列出假设检验统计量的具体数值、自由度、P 值的具体数值、有关参数的置信区间等。

4. 指导教师

系部在学生实习上岗前应落实好毕业设计（论文）专业指导教师。原则上每 10～15 名实习生配备 1 名专业指导教师，各系部可根据师资实际状况合理安排。指导教师应具备中级及以上职称，全程负责实习生毕业设计（论文）的指导与检查，并留存指导记录。

5. 过程管理

系部要结合专业特点，制订本系部毕业论文（设计）相应的规章制度，从毕业设计（论文）工作组织机构、工作进程安排、选题发布与任务书填写、组织管理流程、指导教师职责与分工、中期检查、评阅与答辩、资料管理、对学生的要求等各个环节制订出明确的规范和标准，实施质量监控。

医学生实习上岗前系部一般均组织毕业设计（论文）培训指导。实习 8～12 个月期间，指导教师会督促并指导实习生完成毕业设计(论文)。各专业学生毕业设计(论文)审阅工作须于毕业当年4月底前全部结束。每份毕业设计(论文)均需有指导教师评阅意见、评阅教师意见和总评成绩。是否组织答辩或免答辩,由系部决定,如组织答辩则应有答辩小组意见,并以一定比例计入毕业设计(论文)总评成绩。毕业设计(论文)纸版、电子版及设计作品、毕业设计(论文)指导记录由系部集中留存五年备查。

(二) 学术道德与学术规范要求

各系部应加强毕业设计(论文)环节的学风建设,积极倡导科学、求实、创新、团结协作的优良学风,切实纠正毕业设计(论文)脱离实际的倾向,坚决杜绝毕业论文(设计)中出现的抄袭、造假等不良现象。学生应按要求在指导教师的指导下独立完成毕业设计(论文)撰写工作,严禁抄袭他人或期刊上的论文。凡在毕业设计(论文)实践或撰写过程中,有弄虚作假、抄袭剽窃或直接使用他人成果的学生,学校将按照学籍管理有关规定严肃处理。

二、实训用物

教师提供专业期刊公开发表论文分类案例(期刊与电子版);毕业设计(论文)初稿实际案例素材;多媒体设备;计算机;SPSS软件;高等学校学术道德规范;学术不端行为查处典型案例材料。

三、实训要点

不同的学术期刊或教学科研单位,对学术论文的撰写虽有自己的规范,但总体上撰写要求和格式基本一致。以下以某高等专科学校做法与要求为例,介绍毕业设计(论文)撰写基本要求。

一篇完整的专科毕业论文或设计说明书通常由题目(标题)、摘要、目次页(目录)、引言(前言)、正文、结论、参考文献和附录等几部分构成。整篇论文字数不少于规定字数(一般2～3个版面,视学校、期刊要求),书写方式必须用计算机排版,白纸黑字双面打印。

(一) 毕业论文的结构

题目:即标题,它的主要作用是概括整篇论文的中心内容。因此,题目要确切、恰当、鲜明、简短、精炼。

目录:反映论文的纲要。目录应列出通篇论文各组成部分的大小标题,分别层次,逐项标注页码,并包括注明参考文献、附录、图版、索引等附属部分的页次,以便读者查找。

摘要:摘要是论文的高度概括,是全文的缩影,是长篇论文不可缺少的组成部分。要求用中、英文分别书写,一篇摘要不少于400字。结尾要注明3～5个关键词。

前言:前言相当于论文的开头,它是三段式论文的第一段(后两段是本论和结论)。前言与摘要写法不完全相同,摘要要写得高度概括、简略,前言可以稍加具体一些,文字以1 000字左右为宜。前言一般应包括以下几个内容:①为什么要写这篇论文,要解决什么问题,主要观点是什么。②对本论文研究主题范围内已有文献的评述(包括与课题相关的历史的回顾,资料来源、性质及运用情况等)。③说明本论文所要解决的问题，所采用的研究手段、方式、方法。明确研究工作的界限和规模。④概括本课题研究所取得的成果及意义。

正文：论文的正文是作者对自己的研究工作详细的表述。应包括以下内容：

①理论分析部分：详细说明所使用的分析方法和计算方法等基本情况；指出所应用的分析方法、计算方法、实验方法等哪些是已有的，哪些是经过自己改进的，哪些是自己创造的，以便指导教师审查和纠正，这一部分所占篇幅不宜过多，应以简练、明了的文字概略表述。

②课题研究的方法与手段：分别以下面几种方法说明。用实验方法研究课题，应具体说明实验用的装置、仪器、原材料的性能等是否符合标准，并应对所有装置、仪器、原材料做出检验和标定。对实验的过程和操作方法，力求叙述得简明扼要，对实验结果的记录、分析，对人所共知的或细节性的内容不必过分详述。

用理论推导的手段和方法达到研究目的的，这方面内容要精心组织，做到概念准确，判断推理符合客观事物的发展规律，要做到言之有序，言之有理，以论点为中枢，组织成完整而严谨的内容整体。

用调查研究的方法达到研究目的的，调查目标、对象、范围、时间、地点、调查的过程和方法等，这些内容与研究的最终结果有关系，但不是结果本身，所以一定要简述。但对调查所提的样本、数据、新的发现等则应详细说明，这是结论产生的依据。

③结果与讨论是全文的心脏，一般要占较多篇幅。在写作时，应对研究成果精心筛选，把那些必要而充分的数据、现象、样品、认识等选出来，写进去，作为分析的依据，应尽量避免事无巨细，把所得结果和盘托出。在对结果做定性和定量分析时，应说明数据的处理方法以及误差分析，说明现象出现的条件及其可证性，交代理论推导中认识的由来和发展，以便别人以此为根据进行核实验证。对结果进行分析后所得到的结论和推论，也应说明其适用的条件和范围。恰当运用表和图作结果与分析，是科技论文通用的一种表达方式。

结论：结论包括对整个研究工作进行归纳和综合而得出的总结；所得结果与已有结果的比较；联系实际结果，指出它的学术意义或应用价值和在实际中推广应用的可能性；在本课题研究中尚存在的问题，对进一步开展研究的见解与建议。结论集中反映作者的研究成果，表达作者对所研究课题的见解和主张，是全文的思想精髓，是全文的思想体现，一般写得概括、篇幅较短。撰写时应注意下列事项：

①结论要简单、明确。在措辞上应严密，但又容易被人领会。

②结论应反映个人的研究工作，属于前人和他人已有过的结论可少提。

③要实事求是地介绍自己研究的结果，切忌言过其实，在无充分把握时，应留有余地。

致谢：对于毕业设计(论文)的指导教师，对毕业设计(论文)提过有益的建议或给予过帮助的同学、同事与集体，都应在论文的结尾部分书面致谢，其言辞应恳切、实事求是。

参考文献：为了反映论文的科学依据和作者尊重他人研究成果的严肃态度，同时向读者提供有关信息的出处，正文之后一般应按文中引用出现的顺序列出。一般做毕业设计(论文)的参考文献不宜过多，但应列入主要的中外文献。参考文献必须是学生本人真正阅读过的，以近期发表的杂志类文献为主，图书类文献不能过多，且要与论文工作直接相关。序号用“[1]、[2]……”的形式编排。参考文献一般不少于5篇，并应有近两年的参考文献。教材、词典、产品说明书、各类标准、各种报纸上刊登的文章及未公开发表的研究报告等通常不宜作为参考文献引用。参考文献书写格式应符合GB7714—1987《文后参考文献著录规则》。规范正文中引用的文献在文内标注格式。所列文献来自刊物需注明：作者姓名，文题名，期刊名，年份，卷(期)号：起止号码；所列文献来自著作需注明：作者姓名，著作名，版次，出版地：出版单位，出版时间：起止号码。例如：

[1] 王玉玲，张志涛，黄长良，等. 癌化液对荷瘤动物化疗增效和减毒作用的实验研究[J]. 中华医学杂志，2012，16(2)：21-22

[2] 徐开云，陈胜主编. 生物制药实验方法学[M]. 第2版. 北京：人民卫生出版社，2014：1423-1431

附录：在论文之后附上不便放进正文的重要数据、表格、公式、图纸、程序等资料，供读者阅读论文时参考。附录的篇幅不宜太多，附录一般不要超过正文。

（二）毕业设计说明书的结构

解决某一工程具体问题的题目属毕业设计，毕业设计的内容包括完成设计说明书和图纸两部分。毕业设计说明书是对毕业设计进行解释与说明的书面材料，在写法上应注意与论文的区别点是：

(1) 前言由下面三部分组成：

设计的目的和意义，设计项目发展情况简介，设计原理及规模介绍。

(2) 正文包括方案的论证和主要参数的计算两大部分。

（三）毕业设计(论文)装订要求

毕业设计(论文)的装订顺序：

(1) 毕业设计(论文)封面；

(2) 诚信声明；

(3) 目录；

(4) 正文(各专业根据成果形式自定具体架构)；

(5) 参考文献(系部根据情况自定)；

(6) 附录(各专业根据具体需要而定)；

(7) 致谢。

知识拓展

代骏等通过综述指出：药物的安全性和有效性，往往是基于临床实验或观测数据，与这类数据相关的实验设计及分析方法是生物统计学范畴，无论在学术界和企业界都受到长期和积极的关注；为有效保障药品质量，必须高度重视质量统计学在药品的化学、生产、控制和质量管理中的应用，这些应用涵盖实验设计、配方和工艺优化、稳定性研究和有效期确定、分析方法验证、中间控制和放行标准制定、工艺和质量监测、取样方案等等。

摘自《中国新药杂志》2014 年第 23 卷第 9 期

实训任务

【任务 11－1】请完成《在校大学生消费情况问卷调查》。填写完成后相互检查有无漏项、缺项或明显不符合逻辑常识信息。

在校大学生消费情况调查问卷

为了解当代大学生的消费状况，请如实并尽量准确地填写你本人在不同阶段相关消费信息，数据仅供项目组研究使用，不对外公布，谢谢你的配合！

1. 性别　①男　②女
2. 就读学期　①第一学期　②第二学期　③第三学期　④第四学期
3. 目前的身高是______　______　______厘米(案例：1　6　9)
4. 目前的体重是______　______　______公斤
5. 上个月花费在吃饭(不包括零食饮料)上面的费用______　______　______元
6. 上个月花费在零食饮料等副食品上面的金额大约是______　______　______元
7. 上个月购买个人服装、饰物方面的费用大约是______　______　______　______元
8. 上个月你用于朋友聚餐、送礼物等交友方面的费用大约是______　______　______元
9. 近期平均每月花费在手机通讯与上网方面的费用大约是______　______　______元
10. 每学期用于美容护肤等化妆品方面的费用大约是______　______　______元
11. 每学期用于理发、烫发或染发的费用大约是______　______　______元
12. 每学期在本校图书馆阅读、查阅资料及自习的总时间大约______　______　______小时
13. 去年一年用于体育活动或体育锻炼上的费用大约是______　______　______元
14. 去年一年用于购买学习方面的书籍或电子图书的花费是______　______　______元
15. 去年一年用于个人医药费方面的费用大约是______　______　______　______元
16. 去年一年用于外出旅游方面的各类花费大约是______　______　______　______元
17. 进入本校以来已用于各类考证方面的费用大约是______　______　______　______元。

【任务 11－2】上述调查表回收后需要进行建立数据库并完成录入。请你考虑如何完成这项工作，并保证数据录入质量。

【任务 11－3】请根据指导教师提供的已完成录入的数据库，提出数据分析处理方案，应当做哪些方面的数据分析？

【任务 11－4】请根据教师提供的数据处理结果，撰写在校大学生消费情况调查论文 1 篇，要求符合通用毕业论文格式。

【任务 11－5】教师提供 2～3 篇专科学生毕业实习论文初稿案例，交由学生修改并重新排版，使之符合指定的论文规范格式。

实训项目十二　医药文献常见统计学错误识别

实训目标

1. 熟悉医药文献的种类及其特点。
2. 掌握医药论文的评阅方法。
3. 能够识别医药论文常见的统计学设计、处理或推断方面的错误或缺陷。

实训内容

1. 医药文献的种类。
2. 医药论文的评价原则。
3. 医药论文常见的统计学设计、处理或推断方面的错误或缺陷。

实训指导

一、实训基础

文献是记录有知识的一切载体。具体地说，文献是将知识、信息用文字、符号、图像、音频等记录在一定的物质载体上的结合体。医药文献是医药知识赖以保存、记录和传播的一切文献的总称，汇集了人类在探索和研究人类疾病过程中所积累的宝贵经验，是医学信息交流的重要工具，是医药工作者从事防病保健、医疗科研、教学的知识来源。经常阅读医药文献可开阔视野，掌握医药领域最新进展，从而不断提高自己的防治疾病的实践及教学、科研水平。医药文献有多种分类方法。

1. 按内容、结构和性质分类

(1) 一次文献：属于原始文献，是作者根据自己的工作和研究成果而写成的文章。

(2) 二次文献：是对一次文献进行收集、分析、整理并按一定的规则加以编排，供读者检索一次文献之用的文献，如目录、索引。

(3) 三次文献：是在利用二次文献的基础上，对一次文献阅读、分析、归纳、整理和推理，选择具有实质意义的文献，进行系统的整理和推理、概括、论述，对原始文献进行重新组织和加工，可供人们了解某学科新进展、新动向等的文献，如综述、进展。

(4) 零次文献：是形成一次文献之前的信息，这些文献、资料或者未曾正式发表过，或者没有正式出版过，表现为书信、手稿、记录、笔记或书刊资料。

2. 按出版形态分类

可分为：学术论文、学术专著、教科书、参考书和简报等等。

(1) 论文：这里特指学术论文或科学论文，只有表达科学研究新成果的文章才是学术论文。论文分为论著、综述和一般论文、短篇报道三类。论著认定原则：①在专业期刊目录分栏中属论著。②文章虽未在论著栏目中，但属科研成果(有科研设计、分组对比、结论分析等)。③社科性论文，指在亲身参加社会实践或社会调查的基础上完成，有设计、有对比、有新观点、有结论分析的理论性文章。④教学管理、教学研究、教学改革等方面的论文，指在亲身参加教学实践的基础上完成，有设计、有对比、有新观点、有结论分析的理论性文章。综述和一般论文认定原则：①在目录分栏中属综述。②文章虽未在综述栏目中，但内容是综合其他作者报道的观点，认定为综述。③社科类理论性论文，管理、教育、教学的理论性论文，认定为一般论文。④文章内容为工作总结、体会、报告、探索、设想，认定为一般论文。⑤虽有设计和对比，但内容相对简单，观点和结论一般，论述和分析浅显者，认定为一般论文。

(2) 专著：简称著。国家科学技术学术著作出版基金委员会在《国家科学技术学术著作出版基金资助项目申请指南(2008 年度)》中明确指出：学术专著是指“作者在某一学科领域内从事多年系统深入的研究，撰写的在理论上有重要意义或实验上有重大发现的学术著作。它是属于一(学)派一家之言，并以本专业的研究人员及专家学者为主要读者对象。学术专著作为学术论文一般均超过 4～5 万字。而编著是一种著作方式，基本上属于编写，但有独自见解的陈述，或补充有部分个人研究、发现的成果。凡无独特见解陈述的书稿，不应判定为编著。著、编著、编都是著作权法确认的创作行为，但独创性程度和创作结果不同。著的独创性最高，产生的是绝对的原始作品；编的独创性最低，产生的是演绎作品；编著则处于二者之间(编译类似于编著，但独创性略低于编著)。如果作者的作品不是基于任何已有作品产生的，作者的创作行为就可以视为著。一部著成的作品中可以有适量的引文，但必须指明出处和原作者。如果作者的作品中的引文已构成对已有作品的实质性使用，或者包含对已有作品的汇集或改写成分，作者的创作行为应该视为编著。

(3) 教科书：一般由学术造诣较高的学者参加编写。通常由出版社在全国或区域范围内遴选符合条件的专家学者担任主编，再由主编负责聘请副主编及编写人员编写，供各类院校作教材使用。教科书通常基于课程标准、课程大纲、专业教学标准或职业资格标准等国家、行业或企业甚至学校标准组织编写，以便确保其专业适用性和权威性。教科书取材比较严谨，具有较强的系统性和逻辑性，基本概念清楚，但是，它的出版周期较长，因此，对于学科专业及技术进步等新进展反映不够。

(4) 参考书：它内容丰富，学科专业性较强，但是取材的水平取决于编写人员的学术评价能力。由于参考书大多不像教科书那样反复推敲，集体讨论修改，而多采取编写人员责任制，因而严谨性不足。出版周期也较长，不能及时反映学科的新进展。

二、实训用物

典型医药文献实物；计算机；SPSS 软件；部分有统计缺陷的论文素材。

三、实训要点

由于多方面的原因，如论文撰写者接受教育年限和科研训练程度参差不齐、发表时审稿专家学科领域能力缺陷等等原因，导致刊物上发表的医药文献并非都是正确的，可能出现包括统计学在内的各种错误。这些错误可能是明显的，但多数是隐蔽的，因此，阅读有关文献时，应采取科学的、批判的态度。评价医药文献的目的，一是进行科学探索、取长补短、相互学习、共同提高；二是获取真实可靠的科学信息，用于指导医疗、科研和教学工作。科学的评价方法是达到文献评阅目的的必要保证。作为实践者，你可以判断这篇文章的观点是否可靠，能否被用于你的临床实践，你别指望医学期刊上的文章是100%的正确。作为作者，有了这方面的知识和概念，你在做研究、写文章时已经注意了这方面的问题，经过自我评阅再投稿，可以有效减少退稿率。

（一）医药论文评价方法

一般来说，评价医药论文应从研究目的、研究设计、观察、测量、资料收集、分析、结论七个方面进行。

1. 研究目的

这是属于选题和立题的范围。选题的来源可以是从临床观察所遇到的问题，也可以是从文献中发现的问题为基础，并对解决此问题提出假设。整个科研过程就是论证所提出的假设：研究的目的或要解答的问题是什么；资料启发获得的思路；立题一定要具体、明确，研究者打算将研究结果应用于什么人群(目标人群)。

2. 研究设计

(1) 不同设计方案的论证强度

根据不同性质的临床研究课题及各种科研设计方案的科学性和可行性来选择相应的设计方案。各种研究设计方案的论证强度各不相同，如病因和危险因素研究，根据论证强度排列，最强是随机对照实验，依次为前瞻性队列研究、回顾性队列研究、病例对照研究、横断面调查，描述性研究论证强度最弱。各种设计方案都有一定的局限性和优缺点，要根据课题选择最合适的科研设计方案。

表 12-1　研究设计与因果论证强度

研究设计类型	因果论证强度
实验性研究	
多个随机化对照实验的系统综述	强
随机化对照实验	
多组时间序列实验	
非等同对照(个体分配)实验	中
非等同对照(群组分配)实验	
单组时间序列实验	
无对照前后比较实验	弱
观察性研究	
多个队列研究的系统综述	强
前瞻队列研究	
历史队列研究	
队列巢式病例对照研究	
多病例对照研究的系统综述	中
病例对照研究(用新病例)	
横断面研究(含巢式病例对照研究)	
生态学研究	弱
系列病例分析报告(无对照)	

(2) 设计基本要点

①根据研究目的,选择恰当的受试对象。纳入研究的受试者诊断必须确定,要具有代表性。②设置合理的对照,有比较才能鉴别,临床研究大部分均通过对比研究来进行,选定能说明问题的对照组十分重要。③分组与抽样均应尽可能采用随机化的方法以保证其均衡性与代表性。④实验因素要明确、标准化与量化,并尽可能简单化以避免发生污染与干扰。⑤选定适当的设计方案。原则是既要力求具有较高的论证强度,又要切实可行,要结合具体情况而定。⑥评定指标与标准要求客观、可靠、量化。一般尽可能用不受主观因素影响的硬指标,并制定措施,保证从始至终,不管何人执行均统一不变。⑦科学估计合适的样本数量,以能达到研究目的为准,防止因样本太少,得不到应有结论;或者样本过大造成人力物力的浪费与延长研究周期。⑧选择正确的收集、整理与分析数据的方法,制定必要的统计表格。⑨注意预防与控制机遇、偏倚、混杂与交互作用所造成的误差。力争用盲法处理并争取受试者有良好的依从性。

3. 观察与测量

观察即如何科学收集资料,获得真实可靠准确的一手原始数据。所用术语,包括诊断指标、测量标志和转归标志是否明确;分组方法或对全部研究对象的测量方法与研究目的是否相符;是否存在测量偏倚。如有,作了些什么处理?观察方法是否可靠?重复性如何?

所谓测量是指用定量的方法来衡量医药科研中所发生的各种问题与现象,主要包括:

- 疾病发生频数与分布的测量即各种率与比。
- 症状与体征、分布规律及其变化。
- 疾病对躯体、精神、经济及社会带来的影响。
- 疾病带来的费用消耗及如何提高临床工作的经济效能、效果和效率等问题。

测量的主要问题是指标的选择,即选择适当的指标以科学准确地反映出其研究结果的问题。除上述设计中所论及的问题外,还要注意:①客观性。客观指标多采用仪器或化验等方法测量数据,用客观指标会重现性较好。描述人群中疾病的发生与分布的指标如死亡率、病死率、患病率及标化死亡比等,数据比较明确,属硬数据,其他如体温、各种皮疹、实验室检查的数据以及因疾病引起的费用消耗数据等也较明确,属硬数据。但有些问题,如疼痛、乏力等症状及肿瘤、烧伤病人治疗后的生存质量等则不容易用明确的数字来测量,属软数据。②合理性。指所选指标能准确反映研究的内容,且具有特异性。③灵敏性。所选择的指标其灵敏度应能明确反映出指标真正的效果。④关联性。所选几个指标之间应有关联性。⑤准确性和精确性。准确性表示测得的结果与真实结果接近的程度,主要受系统误差的影响。精确性或可靠性则表示重复测定时,其多次结果彼此接近的程度。所选指标应兼顾这两个方面。⑥可行性。即应考虑所选定的指标能否真正获得科学数据,选择指标的多少应根据研究目的和内容而定,不是指标愈多愈好,应选择恰当的指标来综合分析问题,着重提高论点的说服力。

4. 资料收集

①医学研究的对象是病人,因此在收集资料时会遇到意想不到的问题。②为保证研究结果的正确性,研究资料的收集必须要客观,切忌主观,为了保证资料收集的客观性,尽可能实行盲法,即收集资料者不知道研究对象的分组情况和应回答什么科研问题。③数据的处理必须符合医学统计学的原理和方法。

5. 统计处理

数字是否有统计分析价值?如有,统计分析方法及解析是否正确?对统计分析是否充分考虑到其显著性差异可能是由于组间不可比?如性别、年龄结构、临床特点或其他变量有无不同?

6. 结果表达与结论

哪些结论是为结果所证明?哪些不是?结论与作者所要解答的问题是否相呼应?

7. 讨论与建议

假如让你设计这项研究,解答所提出的问题,对其不明确处给予改进,提出切实可行的设计、观察指标、分析方法,以提供可靠的信息,解答所欲解决的问题。

(二) 医药论文常见统计错误

据分析,国内医学论文中存在的统计学错误非常普遍,统计学的误用率约为 80%,即便是国家级基金资助的科研论文其统计学误用率也达到 50%。医药数理统计作为一门专业的知识，让每位科研人员或编辑从业者都精通，的确是一件比较困难的事情。尽管如此，在医学论文的写作中，有一些常见的统计学问题或者错误，是可以通过学习容易掌握并可避免出现的。

1. 统计设计方面的问题

（1）随机与分组没有真正遵循随机化原则。随机化要随机抽样，还要随机分组，并有足够的样本作前提。表述中应将随机的原则充分表达清楚，要在文中描述清楚抽样的总体样本量、抽样方法分组是否随机、随机方法、各组的样本量与基本特征等。论文中最普遍的问题是滥用“随机”，只要是抽样或分组，不管实际是否采用了随机抽样或分组方法，在论文中均不谈采用了什么样的随机方法，就将“随机”写上，将随机误解为随意、随便、不采用随机化处理方法，导致结果缺乏可靠性。

（2）对照组缺失或对照组设计不合理。在医药论文中，有关诊断和治疗的实验研究与疗效研究均应设立有关对照组的内容，同时还应该说明对照组取自什么样的总体，是如何得来的，样本量多大？是否与实验匹配或配伍，与实验组的均衡性如何？有些作者在论文中缺少对照组，没有对照观察，得出的结论缺乏科学性，令人怀疑。有的文章虽设立了对照组，但却使用非同期对照和历史对照，组间的基础状况如性别、年龄、病情、文化程度、经济状况等均不一致，缺乏可比性。有的文章对照组例数太少、对照不全或多余对照。还有的作者虽然在实验中设立了正常对照组，但在分析结果时却没有将实验组与对照组的结果进行比较，仅将各组间的自身前后进行比较，从而使该研究失去了对照意义。

（3）样本量不足。统计分析是大样本的实验规律，实验次数比较多，抽样误差就比较小，研究结果就有比较好的稳定性。因此，必须要有一定数量的样本，一般来说，研究结果是允许误差大的，研究的变量标准差小的，样本可以小些，但对于均数或率的比较时，样本量的大小有具体的计算方法。而有些文章例数太少，对样本量很小的实验结果强行进行统计，统计学效能太低又不易检查出差异显著结果。这种从小样本研究中得出阴性结果是不可靠的，往往会随着样本量的增加而变化。

2. 统计学分析方面的问题

（1）缺少统计分析。有些论文未对实验资料作任何统计分析，仅对现测值大小的直观比较，凭经验想当然地就作出两者之间的差异有无显著性意义的统计结论，而在临床研究中，有无显著性差异不仅取决于所研究的实验组和对照组之间的差异的绝对值的大小，更主要的是取决于随机误差的大小。

（2）论文中只有 p 值，没有说明应用的统计学方法。有些论文作者在文中未提本文所采用的统计学方法，而仅仅列出 $p>0.05$ 或 $p<0.05$ 便称结果差异无显著性或差异有显著性。这种表达使读者无法判断检验方法和统计量的大小，也无法判断文中所应用的统计学方法是否正确，其可靠性存在疑问，结论很难以令人信服。

（3）统计数据处理时存在问题。在临床医学研究中常用的统计学方法主要有 t 检验、χ^2 检验、方差分析以及直线相关与回归分析等，但有些论文仅对研究结果的均数、标准差、构成比或率进行描述，而缺乏必要的统计分析，有的虽对结果进行了统计学处理，但有关统计分析方法却交待不清或使用的统计分析方法不当，这些都严重影响了论文的科学性，应当引起足够重视。

（4）多样本均数的比较没用 t 检验。在显著性检验中，对于两组实验数据的比较，在数据呈正态分布的情况下可以用两个小样本均数的 t 检验方法，但对于两组以上实验结果的比较，应该采用多个总体均数比较的方差分析，若检验结果 $p \leqslant 0.05 \sim 0.01$ 时还应进行多样本均数间两两比较的检验根据实验目的分别采用单因素或多因素方差分析以及卡方检验等。

（5）用平均数或百分率的差别代替显著性检验。有些论文在实验组与对照组之间存在差异时只用平均数、标准差和百分率的提高证明其有效，这在方法上是不严密的，因为抽样存在误差，它们仍可能来自相同的总体均数或总体率，所以不能用平均数或百分率的差别来判断显著性效果。

（6）外观小样本计数资料时采用百分比计算。有些作者在论文统计中无论总数为多少均计算百分率，有专家建议一般 $n \geqslant 20$ 时作为计算百分比的下限，当例数小于 20 时，一般直接列出总例数和阴性数即可。

3. 统计表达中的问题

（1）表与文字内容重复。表格与文字在医学论文中的表述内容应该是互相补充、相辅相成，都要为阐明作者的观点服务。

（2）数据最好用图表、表格表达，加以文字补充，但文字和图表不要重复。有的作者对同一内容用文字描述后又用统计表表达，从而造成表格与文字表述的内容重复。

（3）统计符号的使用欠规范。不少论文的统计符号使用欠规范，如：平均数上面没有一横，写为 x，χ^2 检验写成 χ 检验，而在右上角没有平方，影响阅读效果，如：样本量 n 写成大写 N 或者正体 n；或者误用 n 代替自由度 df；标准差 s 还继续使用非标准的符号 SD 表示，P 值使用小写 p 或者正写 P 表示等。

知识拓展

某校研究生学院于 2005 年底正式发文规定，自 2006 年 1 月 1 日开始，凡南方医科大学的研究生毕业论文，必须先经过生物统计学系进行统计学审核，在审核通过并获得“统计学处理合格证明”后，方可送外审，继而申请答辩。换言之，如果毕业论文统计审核不合格，将延期毕业或放弃申请学位。

实训任务

【任务 12－1】某研究者经过实验形成论文《缺铁性贫血治疗方法研究》。论文摘要如下：作者选择 7 个工厂托儿所 6 个月至 7 岁的 1 174 名儿童，按托幼单位分为四组：①铁剂组 524 人；②维生素 C 组 237 人；③维生素 C＋铁剂组 360 人；④单用加铁食盐组 53 人。经不同处理后，2～3 个月后复查血色素，结果发现维生素 C＋铁剂组比其他三个组要好。

问题：(1) 你认为作者的实验分组有无问题？

(2) 你认可作者的分组方法和观测标准吗？为什么？

(3) 请你对该作者的研究方案提出改进建议。

(4) 请你查找文献，归纳类似的统计学问题。

【任务 12－2】 某作者测定了 30 例肺癌患者血清癌胚抗原浓度，经统计得到其均数为 $13.3\ ng\cdot ml^{-1}$，标准差为 $15.1\ ng\cdot ml^{-1}$。

问题：(1) 该研究对数据的统计学处理有无问题？如何处理该类数据？

(2) 关于计量资料的统计学描述，论文中还会出现哪些问题？

【任务 12－3】 某药治疗感染衣原体(CT)的中、晚期孕妇各 11 例和 36 例，她们的新生儿感染 CT 数各为 3 例和 23 例。χ^2 检验得 $\chi^2=4.570$，$P<0.05$。据此认为，某药治疗中孕期感染 CT 孕妇的新生儿感染 CT 数少于晚孕期才开始治疗的新生儿感染数。

问题：你认为该统计学结论是否正确？为什么？真实的情况是什么？

【任务 12－4】《重组链激酶治疗下肢急性深静脉血栓的疗效》一文实验结果见表 12－2。其中 A 组为重组链激酶治疗组，B 组为尿激酶治疗组。作者将治愈、显效、有效合并后计算总有效率，经卡方检验，认为两组疗效之间的差别无统计学意义。

表 12－2　两组疗效比较[*n*(%)]

组别	治愈	显效	有效	无效	总有效率
A	1(6.7)	9(60.0)	4(26.7)	1(6.7)	14(93.3)
B	0(0.0)	4(26.7)	6(40.0)	5(33.3)	10(66.7)

问题：(1) 请你判断本项研究所获统计资料的类型；

(2) 作者采用的统计分析方法正确吗？请提出处理该类资料适用的统计学方法。

附录 医药数理统计技能实训任务完成情况评价参考标准

序号	考核内容	评分标准					得分
		很好(1.0)	较好(0.8)	一般(0.6)	较差(0.4)	差(0.2)	
1	文献资料收集能力(5 分)						
2	课前预习准备程度(5 分)						
3	应用软件步骤熟练程度(5 分)						
4	团队合作责任意识(10 分)						
5	主动提问积极思考(10 分)						
6	典型案例模仿能力(10 分)						
7	程序过程规范标准(10 分)						
8	限时完成任务数量(20 分)						
9	限时完成任务质量(20 分)						
10	强化拓展创新意识(5 分)						
	合计(100 分)						

主要参考文献

[1] 盛骤.概率论与数理统计[M].第 4 版,北京:高等教育出版社,2011

[2] 马斌荣.医学统计学[M].第 5 版.北京:人民卫生出版社,2008

[3] 高祖新,尹勤.医药应用统计[M].第 2 版.北京:科学出版社,2011

[4] 杨宗发.医药数理统计[M].北京:人民卫生出版社,2012

[5] 郭秀花.医学现场调查技术与统计分析[M].北京:人民卫生出版社,2009

[6] 刘钢.Excel 在统计分析中的应用[M].北京:人民卫生出版社,2002

[7] 王万荣.预防医学[M].北京:军事医学科学出版社,2012

[8] 郑俊池.实用医学统计学[M].第 2 版.北京:中国医药科技出版社,2011

[9] 罗家洪,郭秀花.医学统计学[M].第 2 版.北京:人民卫生出版社,2011

[10] 杨宇圣,胡时财.高等数学[M].上海:上海大学出版社,2011

[11] 吴赣昌.医用高等数学[M].北京:中国人民大学出版社,2009

[12] 吴晓晴.动物实验基本操作技术手册[M].北京:人民军医出版社,2008

[13] 孙利华.药物经济学与新药研究开发[M].北京:化学工业出版社,2003

[14] 邱细敏,朱开梅.分析化学[M].第 3 版.北京:中国医药科技出版社,2012

[15] 俞荣彬.医学研究的数据管理与分析[M].第 2 版.北京:人民卫生出版社,2009

[16] 顾美君.统计学基础与实务[M].北京:中国物质出版社,2012

[17] 高职高专化学教材编写组.分析化学.北京:高等教育出版社,2014

[18] 朱道林.卫生理化检验技术.第 2 版.北京:高等教育出版社,2015

[19] 王昌栋,陈翔,幸建华.药学期刊来稿中常见统计学错误分析.广东药学.2005(15)6:79-80

[20] 彭敏宁,昌兰.医学论文中常见统计学错误案例分析.国外医学·生理、病理科学与临床分册.2003(12)6:664-665

[21] 刁洪涛,杨新军.药学研究论文中常见统计学问题分析.药物流行病学杂志 2009(18)3:210-211

[22] 许荐华.医学论文中常见统计学问题分析.内蒙古医学杂志.2011(43)12:1533-1534

[23] 徐越,樊宇琪,关小桐.计数资料统计方法常见错误辨析.吉林医药学院学报.2016(37)1:41-42